Vaccination : enjeux de santé publique et perspectives économiques

Illustration de couverture © Twice Daily, 2008

ISBN : 978-2-7420-0693-9

Éditions John Libbey Eurotext
127, avenue de la République
92120 Montrouge, France.
Tél. : 01 46 73 06 60
E-mail : contact@john-libbey-eurotext.fr
Site internet : http://www.john-libbey-eurotext.fr

John Libbey Eurotext Limited
42-46, High Street
Esher, Surrey
KT10 9KY
United Kingdom

Vaccination : enjeux de santé publique et perspectives économiques

Ouvrage collectif
coordonné par ***Jean-Noël Bail***

Annie Chicoye
Thérèse Lebrun
Gérard de Pouvourville
Gérard Viens

Bernard Besson
Michèle Boccoz
François Bricaire
Fabrice Carrat
Marc Guerrier
Pierre-Jean Lancry
Jean-Louis Lanoë
Claude Le Pen
Philippe Monteyne

8e Journée d'Économie de la Santé

GlaxoSmithKline

JES 8e Journée d'Économie de la santé

John Libbey EUROTEXT

Sommaire

Introduction

Jean-Noël Bail
Laboratoire GlaxoSmithKline, Marly-le-Roi

Le thème retenu pour cette 8ème Journée d'Economie de la Santé – les enjeux de santé publique et les perspectives économiques de la vaccination – est en continuité forte avec celui que nous avions abordé lors de la précédente Journée, qui était la place de la prévention dans la politique de santé. A travers ce thème, nous nous étions efforcés de dépasser les enjeux à court terme de notre système de santé et d'assurance-maladie pour envisager les actions qui peuvent durablement structurer les comportements des acteurs et améliorer les résultats de santé à long terme.

Nous nous proposons, par la thématique retenue cette année, d'approfondir la réflexion sur une technologie particulière de prévention que sont les vaccins. Nous en verrons donc les aspects de santé, les aspects économiques, et aussi, de façon originale pensons-nous, des aspects moins souvent évoqués comme les enjeux géostratégiques ou les problèmes liés au bioterrorisme.

Pourquoi ce sujet sur les politiques vaccinales ? Nous pensons qu'il mérite une attention particulière, illustrée notamment par la mission parlementaire qui a lieu en ce moment même sur ce sujet ou encore par les recommandations du Conseil stratégique des industries de santé qui s'est tenu au début de cette année et qui concernait tout particulièrement les procédures réglementaires de mise à disposition des vaccins auprès des assurés sociaux.

Mais ensuite, la pertinence de ce thème nous semble liée surtout à la découverte, au développement et à l'offre de solutions vaccinales innovantes. Ces nouvelles technologies nous paraissent mériter une réflexion toute particulière sur la façon dont les autorités de santé en général, et en France en particulier, évaluent ces vaccins, décident des politiques et des recommandations vaccinales et financent ces nouveaux instruments. Or, la particularité forte des vaccins – nous le verrons tout au long de cette Journée –, est qu'ils ne s'adressent pas à des personnes malades aujourd'hui, et ne représentent donc pas des soins, mais qu'ils concernent des individus en bonne santé pour leur permettre d'éviter des maladies demain. C'est cette distance entre le court terme et le long terme qui est très intéressante lorsque l'on parle, notamment, de financement.

Les questions qui se posent ont trait bien sûr également à la dimension du risque, à celle de la surveillance de ces risques, à la perspective temporelle adéquate quand il s'agit de prendre des décisions concernant la santé, d'évaluer les politiques de santé de façon prospective et de faire la part des choses en matière de préférence collective pour le soin immédiat ou les bénéfices de santé futurs.

Cette Journée a pour ambition de contribuer à ces réflexions qui nous semblent nécessaires, légitimes, et nous l'avons organisée pour que les échanges entre les différents intervenants et les participants soient riches, multiples, et que de ces échanges puissent aussi jaillir des lignes de force, des orientations afin de contribuer à la discussion publique sur ce sujet.

Dans une première partie, nous aborderons le thème avec des communications générales sur le sujet, puis dans une seconde partie, la discussion de la table ronde portera sur les exemples du vaccin contre le cancer du col de l'utérus, et sur les risques de pandémie grippale. Nous avons également pensé qu'un regard un peu distant sur ces enjeux serait très intéressant, et avons donc demandé au Dr Marc Guerrier, spécialiste de l'éthique, de conclure cette Journée. Nous pensons que son intervention pourrait constituer en quelque sorte le point d'orgue de ces réflexions et de ces échanges.

Au nom de GlaxoSmithKline, je tiens à remercier tous les participants de leur présence, je remercie également tous les orateurs qui ont bien voulu accepter notre invitation, ainsi que le Comité scientifique qui a préparé cette Journée.

Vaccins : les enjeux

Claude Le Pen
Université Paris-Dauphine

Qu'est-ce qu'un vaccin ?

Tout exposé introductif se devant de définir son objet, tentons de préciser ce qu'est un vaccin.

Un médicament...

– C'est tout d'abord un médicament, au sens de la Directive 65/65 CEE, article 1er et du CSP, article L511, qui précise qu'un médicament est une substance à visée préventive ou curative présentée comme ayant un effet sur l'homme.

– C'est un médicament à visée préventive de maladies infectieuses.

...administré à des bien-portants

– C'est un médicament administré, en général, à des patients bien portants et, de ce fait, non éligibles à une assurance-maladie au sens strict. Pendant très longtemps, les vaccins ont été pris en charge par l'Etat sur des fonds de prévention spécifiques. Aujourd'hui, la plupart d'entre eux sont remboursables dans les mêmes conditions que les médicaments.

– C'est enfin un médicament agissant par stimulation à long terme du système immunitaire par la mise en contact avec une forme atténuée ou tuée de l'agent infectieux, bactérien ou viral.

Le monde fascinant des vaccins

Mais le vaccin, c'est aussi beaucoup plus qu'un « simple » médicament.

Pour reprendre la belle image de Philippe Kourilsky dans sa séance inaugurale de la chaire d'immunologie au Collège de France, le vaccin, c'est un « confluent ». Un confluent :

– entre le bien et le mal, puisque l'on soigne par le mal en domestiquant l'agent infectieux qui apporte la mort, et l'on évite ainsi la mort,
– entre nature et culture, puisque l'on utilise de manière scientifique les mécanismes naturels de l'immunologie,

Un vaccin, c'est un « confluent »...

– entre tradition et technologie de pointe : rappelons que la variolisation remonte à la Chine ancienne, tandis qu'aujourd'hui on développe des vaccins avec les techniques des biotechnologies les plus avancées,
– entre prévention et thérapeutique,
– entre humain et animal : dans le monde des vaccins, l'animal n'est jamais très loin de l'homme. Les vaccins ont d'abord une origine animale, avec les vaccins sur les épizooties en médecine vétérinaire, sans oublier qu'Edward Jenner a utilisé du *cow-pox* prélevé sur un bœuf pour la première vaccination contre la variole,
– entre immunologie et microbiologie, sur quoi insiste particulièrement Philippe Kourilsky,
– entre science et industrie,
– entre santé privée et santé publique,
– entre logique des affaires et logique humanitaire. Nous reviendrons sur un des gros problèmes, celui de la mise à disposition des vaccins pour les pays en développement.

Dans le monde des vaccins, les logiques habituelles sont inversées :

... avec une inversion des priorités

– l'agent infectieux devient agent protecteur,
– le bien-portant devient objet de soins,
– l'accès aux soins devient obligatoire, ce qui n'est pas fréquent : les vaccins constituent le seul exemple d'un soin médical que la Loi a rendu obligatoire.

Peut-être en raison de ces inversions de logiques, l'adhésion à la vaccination ne va pas de soi ; en France, pays de Pasteur, s'exprime de manière permanente un fond de réticence, voire de résistance, au principe même de la vaccination, qui reste très minoritaire mais qui n'est pas sans influence sur les représentations collectives..

Le calendrier vaccinal, ou des vaccins pour la vie !

Depuis le berceau, notre vie d'individu bien-portant est rythmée par ce qu'on appelle le « calendrier vaccinal », qui est établi par le Comité technique des vaccinations.

• Quatre vaccins sont obligatoires :
– le BCG, avant 6 ans,
– les vaccins antitétanique et antidiphtérique, avant 18 mois, le vaccin antipoliomyélite à partir de 3 mois.

• D'autres sont recommandés, notamment les vaccins contre les hépatites A et B, la rougeole, la rubéole, la grippe, la varicelle, le pneumocoque.

• D'autres enfin concernent plus spécifiquement les voyageurs : c'est le cas des vaccins contre le choléra, la fièvre jaune, le méningocoque.

Un (bref) rappel historique

Je passe rapidement sur l'histoire des vaccins, en rappelant seulement noms et dates fréquemment cités :

– Thucydide et la peste d'Athènes en 430 avant J.-C. (livre II de *l'Histoire de la guerre du Péloponnèse*),
– Lady Montaigu et l'importation en Europe, via l'empire ottoman, des techniques chinoises de variolisation (1720),
– Edward Jenner et son « *Variolae vaccinae* » de 1798,
– Pasteur, Koch, etc., et la découverte des micro-organismes au XIXe siècle,
– le développement de nombreux vaccins par les Pasteuriens sur une base empirique avant la Seconde Guerre mondiale,
– le développement de l'immunologie à partir du début du XXe siècle,
– le développement de la biologie moléculaire dans les années 1950 (cellules T)…

Le passage de l'empirisme à la science

Le point sur lequel je voudrais insister, c'est le passage de l'empirisme à la science. De nombreux vaccins actuels sont assez anciens ; ils datent, pour la plupart, d'avant la Seconde Guerre mondiale et ont été développés sur une base purement empirique, bien avant qu'on ne découvre les mécanismes de la réponse immunitaire à court terme et ceux de la mémoire immunitaire à plus long terme qui supporte le mécanisme d'action des vaccins. Le développement de la biologie moléculaire dans les années 1950 a permis de nouvelles avancées. L'histoire de la médecine comporte de nombreux exemples de ce type, où la science vient expliquer et ratifier des pratiques empiriques ancestrales.

Une nouvelle révolution vaccinale ?

Mais si la plupart des vaccins ont été découverts de manière empirique à la fin du XIXe siècle ou au début du XXe siècle, nous sommes actuellement en train de vivre une grande et nouvelle révolution vaccinale. Et ce, pour plusieurs raisons :

La vaccination : réponse aux nouveaux risques infectieux

• D'abord l'apparition de nouveaux risques infectieux transmissibles à grande échelle (SRAS, grippe aviaire). Face à ces menaces, la stratégie vaccinale apparaît comme la mieux adaptée, ainsi que le constate l'OMS. Dans le cas de la grippe aviaire, sur lequel François Bricaire reviendra, la vaccination constitue la seule réponse de masse à un risque de masse.

• La découverte d'une étiologie infectieuse dans de nombreux cancers a ouvert des horizons insoupçonnés à la vaccination. De nombreux virus oncogènes ont ainsi été découverts notamment :

– les HBV et HCV, impliqués dans l'hépato-carcinome,
– l'HPV (*Papillomavirus* humain), responsable des cancers du col de l'utérus (génotype 16, 18, 31, 33, 35, 39),
– l'HTLV (*Human T Leukemia Virus*), qui peut déboucher sur des leucémies et lymphomes (à cellules T),
– le CMV (cytomégalovirus), associé aux cancers colorectaux,
– le virus Epstein-Barr, agent de lymphomes.

Des vaccins contre des infections non transmissibles

• Autre facteur d'évolution : la mise au point de vaccins contre des maladies infectieuses non transmissibles : par exemple, le vaccin varicelle-zona sera bientôt lancé sur le marché. Ce dernier est relativement original, car il concerne un virus déjà présent dans l'individu, mais réactivé à la suite d'une baisse des défenses immunitaires liée à l'âge ou à certaines pathologies. La vaccination devient alors un moyen de prévention individuel et non plus collectif.

• Enfin, l'émergence de concepts nouveaux, comme la notion très particulière et un peu contradictoire de « vaccin thérapeutique » sur lequel se positionnent un certain nombre de firmes de biotechnologies. Il s'agit en réalité de médicaments qui agissent par stimulation du système immunitaire chez des personnes déjà infectées et/ou immunodéprimées, par exemple dans un certain nombre de cancers ou l'infection à VIH. Cette idée consistant à faire exprimer une réponse immunitaire dirigée contre un certain nombre de cibles est tout à fait fascinante, même si le terme de « vaccin thérapeutique » affiche une connotation quelque peu marketing.

Un « vaccin thérapeutique »

Les vaccins et l'industrie pharmaceutique

Un marché très particulier…

Dans le monde de l'industrie pharmaceutique, le vaccin occupe une position à part. Longtemps confiné à des entreprises spécifiques, car il s'agit d'un petit marché, il est actuellement en mutation avec une tendance à l'ouverture. Ses enjeux locaux et mondiaux intéressent aujourd'hui les grands laboratoires qui voient dans le vaccin un relais de croissance au moment où la consommation pharmaceutique a tendance à ralentir dans les pays développés.

… et de petite taille

Nous avons dit que c'est un marché de petite taille : 350 millions d'euros (PFHT) en France en 2006, soit moins de 2% du marché pharmaceutique total. Ce chiffre d'affaires pour l'ensemble des vaccins est l'équivalent de celui d'un seul *blockbuster* et équivaut à celui de deux ou trois « bons » médicaments sur le *mass market* (cholestérol ou hypertension, par exemple).

La plupart des vaccins (94%) sont remboursables, et 40% d'entre eux sont des produits de prescription médicale obligatoire (PMO). Un grand nombre de vaccins peuvent s'obtenir sans prescription dans les officines, et certains sont néanmoins remboursables, avec cette particularité, en France, qu'il n'y a pas nécessairement identité entre les statuts de PMO et les statuts de remboursabilité des produits.

Un marché très concentré

Quatre classes de vaccins

Quatre classes de vaccins correspondent à 90% du marché (*Tableau I*). Le vaccin antipneumococcique est le mieux placé, davantage pour des raisons de prix que pour des raisons de diffusion. Viennent ensuite les vaccins qui combinent quatre ou cinq valences (diphtérie, tétanos, polio,…), les vaccins contre la grippe, et enfin les vaccins contre l'hépatite et contre la rougeole.

Tableau I. Les quatre classes de médicaments qui représentent 90% du marché des vaccins

Classe ATC Niveau 4	Unités	CA	PFHT
	CMA/04-2007	CMA/04-2007	
J07AL - Vaccins antipneumococciques	2 855 552	130 288 204,00 €	45,63 €
J07CA - Vaccins bactériens et viraux associés	8 129 911	105 239 849,00 €	12,94 €
J07BB - Vaccins antigrippaux	10 589 134	44 296 253,00 €	4,18 €
J07BC - Vaccins contre l'hépatite	2 296 189	25 564 393,00 €	11,13 €
J07BD - Vaccins contre la rougeole	2 348 208	25 519 637,00 €	10,87 €
Total		**330 908 336,00 €**	

Dix présentations

Dix présentations assurent 80% du marché (*Tableau II*). Le Prevenar®, vaccin antipneumococcique, occupe la première place, mais les vaccins combinés sont parmi les vedettes du marché. Nous voyons que le plus gros vaccin fait 100 millions de chiffre d'affaires sur un marché de 350 millions, chiffres assez spécifiques par rapport à ce que l'on voit dans l'industrie pharmaceutique.

Tableau II. Les dix présentations qui correspondent à 80% du marché des vaccins

Produit	Classe	Groupe	Unités	CA
			CMA/04-2007	**CMA/04-2007**
Prevenar	Antipneumococcique	Wyeth	2 611 042	127 940 911
Infanrixquinta	Diphtérie, tétanos, polio, Coqueluche+Haemophilus	GSK	1 496 298	29 633 113
Pentavac	diphtérie, tétanos, polio Coqueluche+Haemophilus	SP-MSD	1 455 226	28 624 310
Vaxigrip	Grippe	SP-MSD	5 009 745	20 590 032
Revaxis	Diphtérie, tétanos, polio	SP-MSD	2 775 119	19 315 367
Priorix	Rougeole, rubéole, oreillons	GSK	1 606 347	16 949 851
Engerix B	Hépatite B	GSK	1 316 910	11 803 234
Repevax	diphtérie, tétanos, polio, Coqueluche	SP-MSD	580 280	11 317 884
R.O.R Vax	Rougeole, rubéole, oreillons	SP-MSD	733 298	8 535 599
Influvac	Grippe	Solvay	2 040 374	8 386 298
Total				**283 096 599**

Quatre groupes pharmaceutiques

Quatre groupes pharmaceutiques se partagent 98% du marché (*Tableau III*) : Wyeth, avec son monoproduit, le Prevenar®, suivi des gros acteurs traditionnels que sont Sanofi Pasteur MSD, GlaxosmithKline et Solvay Pharma (vaccin antigrippe notamment). De récentes opérations de restructuration, qui n'étaient pas encore visibles en 2006, avec l'acquisition de Chiron par Novartis, par exemple, montrent l'intérêt du monde pharmaceutique pour ce marché, dont nous avons vu qu'il est en mutation et en évolution.

Tableau III. Les quatre groupes pharmaceutiques qui se partagent 98% du marché des vaccins

Groupe	Unités	CA
	CMA/04-2007	CMA/04-2007
Wyeth	2 726 207	130 244 241
Sanofi Past.MSD	15 821 891	124 113 223
GlaxoSmithKline	5 995 147	79 813 245
Solvay Pharma	2 040 374	8 386 298
Total		**342 557 007**

Un circuit spécifique de remboursement

Un double circuit de remboursement

Spécifique industriellement, le vaccin l'est aussi réglementairement (*voir Figure 1*). Sans entrer dans le détail des aspects réglementaires de l'enregistrement qui nous intéressent moins ici, le remboursement du vaccin suit un double circuit : la voie traditionnelle (représentée en blanc), avec un détour (représenté en grisé) par le Comité technique des vaccinations, en voie d'ailleurs d'être réformé, qui donne un avis et établit le calendrier vaccinal.

On peut donc imaginer, et Jean-Noël Bail y a fait allusion, que ce processus n'est pas optimal. Je pense que les pouvoirs publics sont sensibles à cette question et souhaitent lever les quelques incertitudes qui planent sur ce circuit.

Un circuit spécifique de prise en charge

En ce qui concerne le prix et la prise en charge, la situation est extrêmement diverse selon les vaccins : certains ne sont pas remboursables, d'au-

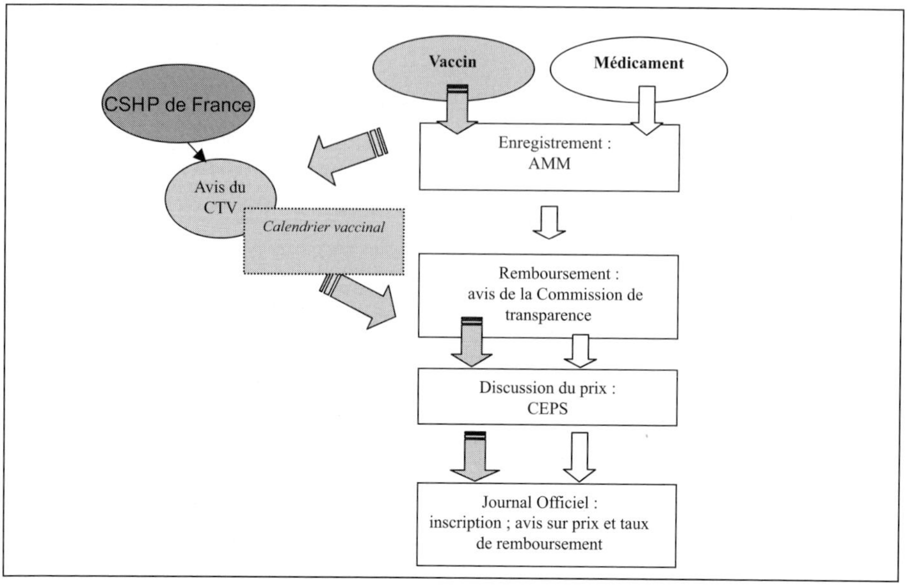

Figure 1. Le circuit spécifique de remboursement des vaccins.

tres sont, comme les médicaments, remboursables sur prescription médicale, d'autres encore ont des modalités très spécifiques, comme le vaccin contre la grippe, par exemple.

Le vaccin contre la grippe

Ce dernier est, en effet, à la fois entièrement gratuit pour certaines personnes et intégralement payant pour d'autres. Il est gratuit – dans une fenêtre hivernale entre des dates bien précises – pour les personnes qui répondent aux recommandations du CTV. Elles sont fondées sur l'âge (65 ans), sur des co-morbidités et sur la présence de facteur de risque. Le processus de prise en charge est le suivant :

Des modalités très spécifiques

– envoi de « bons » aux personnes identifiées comme relevant des recommandations par l'Assurance-maladie (personnes de plus de 65 ans et/ou souffrant de certaines ALD (affections de longue durée) ;

– retrait du vaccin en pharmacie sur présentation du bon et d'une prescription médicale ;

– prise en charge par l'Assurance-maladie : 65% au titre de la gestion du risque et 35% au titre du FNPEIS (Fonds national de prévention, d'éducation et d'information sanitaire), créé en 1988 et doté d'environ 350 millions d'euros par an.

Nous avons donc là, en France, un système extrêmement complexe. Est-il à l'origine de la moindre vaccination contre la grippe dans notre pays que dans les autres où le processus est beaucoup plus simple (Allemagne et Royaume-Uni, par exemple) ? Avec François Bricaire, nous avons attiré l'attention des pouvoirs publics sur ce point, et nous verrons si la réflexion menée en haut lieu entraînera des modifications pour le futur.

La rentabilité médico-économique des vaccins

Le coût n'est évidemment pas le seul critère pour évaluer l'importance économique d'un vaccin. Il doit être mis en balance avec les bénéfices qu'il procure, c'est-à-dire, d'une part, le fait de réduire le risque de pathologie dans la population vaccinée (ce qui est l'objectif principal) et, d'autre part, d'éviter les coûts économiques de la prise en charge des malades évités.

La « rentabilité » économique d'un vaccin se déduit d'un calcul complexe qui fait intervenir de multiples variables :

Un calcul complexe...

– le coût de la dose vaccinale,
– la taille de la population concernée,
– la prévalence de la pathologie,
– l'efficacité vaccinale mesurée en pourcentage de cas évités,
– les coûts médicaux directs de la pathologie évitée (plus la pathologie est chère à traiter, plus le vaccin est rentable),
– les autres coûts moyens dits indirects de la pathologie (par exemple des journées de travail perdues, voire le coût des années de vie perdues si l'on accepte de donner un prix à la vie humaine),
– etc.

... au cas par cas

Le travail des économistes de la santé consiste à chiffrer ces variables pour tenter de dégager dans quelle mesure un vaccin ou plutôt une politique vaccinale est « rentable » humainement et économiquement. Il n'y a pas à ce sujet de loi générale. La rentabilité se calcule au cas par cas. Elle varie d'un domaine à l'autre, d'une population à l'autre, d'un pays à l'autre. On peut imaginer, par exemple, que le vaccin contre le rotavirus, principal responsable de la survenue des gastro-entérites chez les enfants de moins de 3 ans, soit très rentable là où la pathologie et la mortalité sont très fortes, et qu'il le soit moins là où la pathologie est moins présente et la mortalité moins fréquente.

Dans une perspective collective de santé publique, le calcul est encore plus complexe car il convient de prendre en compte toute une série d'éléments complémentaires.

Stratégie communautaire ou ciblée ?

Un vaccin s'inscrit souvent dans un programme de vaccination de santé publique. Intervient alors non seulement le coût de l'injection, mais surtout celui de l'accès au patient, c'est-à-dire de la mise en place de programmes de vaccination. Des choix peuvent être nécessaires entre des stratégies communautaires (on vaccine tout le monde) ou des stratégies ciblées (on vaccine seulement les personnes à risque).

Efficacité des programmes ?

Par ailleurs, il faut faire la distinction entre l'efficacité d'un vaccin et celle d'une campagne de vaccination. Des campagnes mal définies peuvent conduire à des gains réels inférieurs aux gains potentiels : je ne suis pas loin de penser que c'est actuellement le cas en France pour l'hépatite.

D'importants effets externes positifs

Enfin, en matière de vaccination, les « effets externes » positifs sont très importants. Par exemple, les non-vaccinés sont protégés par les vaccinés, et il n'est donc pas nécessaire de vacciner toute une population pour qu'elle soit protégée. Dans le cas de la grippe, on considère qu'un taux de 75-80% est suffisant pour qu'une population soit considérée comme protégée. Cela étant, il existe aussi des effets de cycle : lorsque le taux de vaccination est important, les individus ne se vaccinent plus, étant protégés par les autres, ce qui fait diminuer les taux qu'il faut ensuite faire remonter, sachant que l'on obtient rarement une couverture intégrale.

Les effets de santé publique, c'est-à-dire l'anticipation des crises sanitaires, constitue un autre effet externe positif. Dans le cas de la grippe aviaire, la collectivité doit assurer le coût d'une recherche sophistiquée pour mettre sur le marché un produit qu'on n'utilisera peut-être jamais, ou du moins à un terme non prévisible. De même, il faut entretenir des capacités de production pour être prêt le jour où le virus pandémique surviendra. L'économie des vaccins doit intégrer ces dimensions qui vont bien au-delà du simple bénéfice individuel. Le calcul économique en matière de vaccin doit adopter une perspective très large allant bien au-delà de la légitime préoccupation du coût financier de court terme.

Quels sont les enjeux de la vaccination ?

Les enjeux de la vaccination ne sont pas identiques selon que l'on se situe dans les pays en développement ou dans les pays développés.

Les enjeux pour les pays développés

Se préparer à des risques émergents

1. Les pays développés doivent se préparer à des risques émergents, en anticipant l'évolution des risques et en soutenant la recherche. Davantage que pour le médicament, le rôle des pouvoirs publics est important dans cette démarche d'anticipation et de soutien de la recherche pour des vaccins qui ne seront pas utilisés immédiatement.

Cette recherche doit être conduite dans deux directions : envers la mise au point de nouveaux vaccins et envers les méthodes de production. Les processus de biotechnologies qui sont assez lents peuvent certainement être améliorés par des processus d'intervention directe de synthèse plus sophistiqués. Par exemple, pour le vaccin contre la grippe, la recherche essaie de s'affranchir de la mise en culture sur l'œuf embryonné qui est compliquée, longue et aléatoire.

Améliorer la couverture vaccinale

2. A côté des risques émergents, il existe les risques anciens contre lesquels la couverture vaccinale n'est pas toujours optimale en France. Dans le cas de la grippe, 23% de Français de plus de 15 ans « seulement » sont vaccinés chaque année. Le taux est plutôt bon chez les personnes âgées et très âgées (73% des plus de 75 ans et 67% des 70-74 ans), c'est-à-dire celles qui reçoivent des bons parce qu'elles sont repérées par l'Assurance-maladie. En revanche, ce taux est faible chez les jeunes (6% des 25-34 ans contre 9% en Allemagne et 13% en Espagne), tout comme chez les jeunes seniors (25% des 60-64 ans contre 38% en Allemagne et 36% en Espagne), c'est-à-dire chez ceux qui ne sont pas repérés par l'Assurance-maladie et qui se vaccinent de manière spontanée. Peut-être y a-t-il là une réflexion à faire en termes de santé publique : ne pas simplement mettre au point un dispositif envers les populations les plus à risque – qui semble marcher correctement –, mais aussi informer celles qui sont moins exposées et pour lesquelles les coûts indirects, par exemple, peuvent être importants. En France, par exemple, les professionnels de santé, qui sont en contact direct avec les patients, sont assez peu protégés, avec un taux de 18% inférieur à ceux que l'on observe dans d'autres pays européens comparables (autour de 25%).

Développer la recherche

3. Développer la recherche constitue un autre enjeu pour les pays développés. De nombreux vaccins sont actuellement en développement, qui correspondent soit à des besoins de santé publique (VIH, grippe aviaire), soit à des avancées thérapeutiques nouvelles. Encourager la recherche, j'y ai déjà fait allusion, exige aussi d'avoir des réglementations d'enregistrement adaptées, par exemple l'enregistrement de vaccins prototypes contre le H5N1. Cela passe aussi par des subventions publiques. Le NIH aux Etats-Unis a investi assez massivement dans l'aide à l'enregistrement de prototypes, et dans le développement de nouvelles méthodes de production (exemple, le vaccin à ADN pour la grippe). Enfin, cela suppose de faire des commandes anticipées de doses vaccinales, qui soient payées immédiatement, mais livrées plus tard.

Tous ces processus ont une certaine nouveauté. On peut même imaginer des innovations en termes de financement, en ayant recours à des instruments financiers spécifiques. Une technologie financière est en train de se développer autour de la santé publique, avec notamment des sociétés de réassurance qui sont assez intéressantes. Mais à la différence d'autres pays, la France utilise peu encore ces mécanismes d'anticipation de couverture de risque par les marchés financiers plutôt que par les assurances traditionnelles.

Adapter les capacités de production

4. Enfin, on peut citer comme dernier enjeu l'adaptation des capacités de production. La France est l'un des plus grands producteurs de vaccins et l'un des premiers exportateurs mondiaux. Une partie du monde dépend de la France pour ses vaccins et pas seulement les pays en développement, mais aussi des pays développés tels que l'Italie et l'Espagne. Nous nous devons de maintenir et conserver cette tradition.

Pour reprendre l'exemple de la grippe aviaire, il faudrait vacciner en France en théorie 60 millions de personnes, et en fait 45 à 48 millions de personnes. Annuellement, environ 11 millions de doses de vaccin « normal » (trivalent) ont été utilisées en France, ce qui correspondrait à 33 millions de doses de vaccin pandémique (monovalent). Il y a donc un déficit de 12 à 15 millions de doses de vaccin pandémique. Et ce déficit suppose toutefois que :
– l'immunogénicité soit bonne, c'est-à-dire qu'une seule dose de vaccin par personne soit nécessaire, car le déficit serait doublé dans le cas où deux doses seraient requises,
– les dosages des vaccins soient identiques (aujourd'hui la dose d'antigènes dans le vaccin contre la grippe est 7,5 mg).

La France : premier producteur de vaccins au monde

L'appareil de production actuel ne permet donc pas de satisfaire une éventuelle demande intérieure. La France qui exporte 85% de sa production devra également satisfaire une demande mondiale importante et faire face à ses engagements internationaux. Cette question est très sensible. Un pays asiatique important a ainsi récemment menacé de ne plus transmettre à l'OMS ses souches virales au prétexte qu'elles permettraient aux pays développés de mettre au point des vaccins qui les protégeraient eux mais dont ne pourraient pas bénéficier les pays en développement. Le petit nombre de pays producteurs de vaccins – dont la France – ont ainsi une responsabilité morale importante à l'échelle internationale.

Les enjeux pour les pays en développement

Problème de l'accès aux vaccins

Le problème essentiel des pays en développement est celui de l'accès aux vaccins. L'OMS estime que plus de 4 millions d'enfants décèdent dans les pays pauvres de maladies que l'on pourrait éviter par une politique appropriée de vaccination (*voir Tableau IV*). Mais les vaccins restent rares et peu accessibles. Les programmes de vaccination sont traditionnellement financés par l'aide publique au développement émanant des Etats occidentaux Cette aide, croissante en termes absolus (80 millions de dollars), est en réalité décroissante en termes relatifs. De plus, elle est très sélective (« *donor darling* »). Les pays qui sont moins bien organisés, dans lesquels il n'y a pas de programme d'évaluation des politiques de vaccination, et/ou qui n'ont pas d'ONG présentes sur le terrain sont petit à petit délaissés par les donneurs. Par ailleurs, l'aide publique peut être monopolisée par les situations d'urgence (tsunami, Irak…), et elle ne s'oriente pas suffisamment vers la santé (6-7 millions de dollars).

Les nouveaux acteurs du développement

Cette stagnation relative de l'aide publique contraste avec l'explosion de l'aide privée (*Tableau V* et *Figure 2*). Cette aide a cru dans des proportions considérables depuis environ cinq ans, poussée par les transferts des expatriés et les associations caritatives qui se sont multipliées avec notamment les Fondations Clinton ou Bill & Melinda Gates.

Des partenariats public-privé

Cette aide privée s'intéresse également aux politiques de vaccination, notamment à travers des partenariats innovants, comme celui à l'origine de l'Alliance GAVI (*Global Alliance for Vaccines and Immunisation*) et de son bras financier, l'IFF-Im (*International Finance Facility for Immunisation*). Il s'agit d'un partenariat associant des gouvernements, des organismes internationaux (UNICEF, OMS, Banque mondiale), des fonda-

Tableau IV. Nombre de morts annuelles en 2002, par âges, de maladies qui auraient pu être évitées par un vaccin

Disease	Under 5	Over 5	Total
Diphtheria	4 000	1 000	5 000
Measles	540 000	70 000	610 000
Polio	..	..	1 000
Tetanus	198 000	15 000	213 000
Pertussis	294 000	..	294 000
Hepatitis B	..	600 000	600 000
Haemophilus influenzae b (Hib)	386 000	..	386 000
Yellow fever	15 000	15 000	30 000
TOTAL	**1 437 000**	**701 000**	**2 138 000**

WHO Estimates (January 2005)

Disease	Under 5	Over 5	Total
Meningitis AC*	10 000	16 000	26 000
Rotavirus*	402 000	47 000	449 000
Pneumococcal disease*	716 000	897 000	1 612 000
TOTAL	**1 128 000**	**960 000**	**2 087 000**

*** Vaccines against meningitis AC, rotavirus and pneumococcal disease that are appropriate for use in developing countries are not currently available but under developpement.**

Tableau V. La multiplication des flux financiers

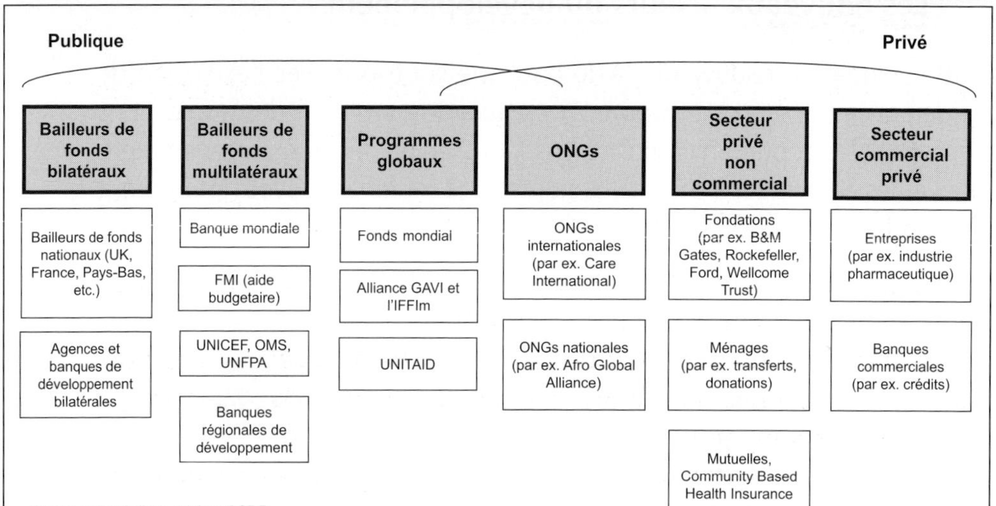

Source : adapté d'une schéma OCDE

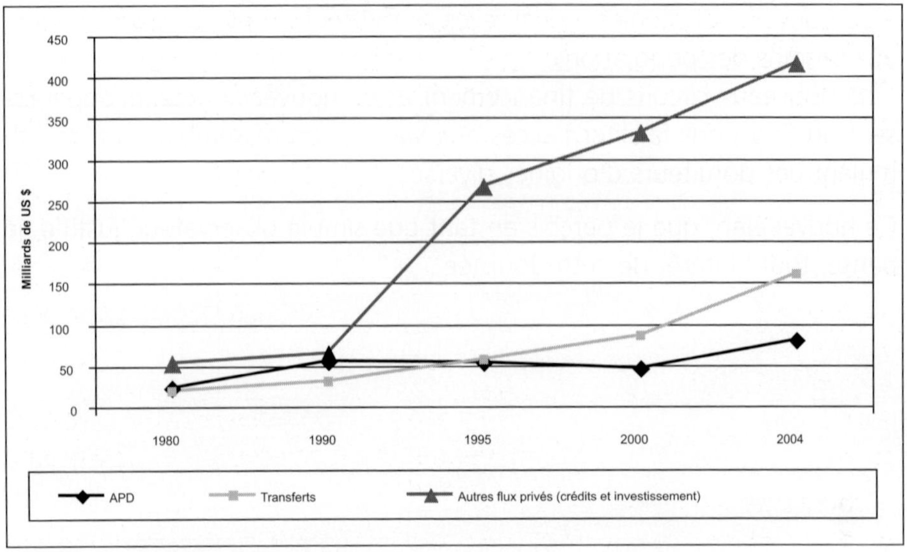

Figure 2. Les aides diverses vers les pays en développement.

tions caritatives (Bill & Melinda Gates) et l'industrie des vaccins pour permettre l'accès aux vaccins des enfants dans les pays dont le PIB par tête est inférieur à 1 000 dollars.

L'alliance projette de lever 4 milliards de dollars sur cinq ans sur le marché financier, pour vacciner jusqu'à 500 millions d'enfants. La première tranche de ce programme a été lancée à Londres en novembre 2006 à hauteur de quelques centaines de millions de dollars.

Conclusion

Ce que je voulais montrer dans cette introduction, c'est l'extraordinaire mutation qui affecte en ce moment le monde du vaccin :

– des risques nouveaux apparaissent auxquels la vaccination apparaît comme la meilleure réponse,
– de nouvelles priorités de santé publique s'affirment dans les pays du Nord, avec une atténuation des frontières traditionnelles entre soins curatifs et soins préventifs, entre vaccination et traitement et avec des frontières qui deviennent plus floues en raison des progrès de la génomique et des biotechnologies.
– des innovations technologiques fortes voient le jour pour adapter les capacités de production,

– de nouvelles stratégies industrielles se mettent en place pour répondre aux besoins des populations,
– de nouveaux circuits de financement et de nouveaux acteurs apparaissent au Sud pour faciliter l'accès aux vaccins, en rassemblant ou en stimulant des donateurs d'origines diverses.

Ce nouvel élan, que je perçois en tant que simple observateur, justifie, je pense, tout l'intérêt de cette Journée.

L'évolution de la pensée médicale sur la vaccination

Philippe Monteyne
GlaxoSmithKline Biologicals

Etant en charge du développement des vaccins GlaxoSmithKline, dont l'activité est historiquement basée en Belgique, c'est avec beaucoup de plaisir que je vais aborder le sujet très ambitieux qu'il m'a été proposé de traiter – l'évolution de la pensée médicale sur la vaccination –, car je pense que c'est un vaste sujet qui mérite toute sa place dans cette Journée.

Je reviendrai tout d'abord sur quelques aspects plus scientifiques, étant moi-même médecin et immunologue, puis j'aborderai des questions du domaine socio-économique.

Une science récente

La vaccination moderne, telle qu'elle existe aujourd'hui, est une science récente que l'on peut faire remonter au XVIIIe siècle, avec Edward Jenner et les premières vaccinations antivarioliques en 1796 en Angleterre. En tant qu'ancien de l'Institut Pasteur, je ne peux m'empêcher de rappeler également la première vaccination d'un jeune garçon contre la rage par Louis Pasteur en 1885. Elle représente probablement une des plus grandes étapes récentes, qui correspond au démarrage de toute la science de la vaccinologie, science finalement très jeune, mais aujourd'hui en pleine expansion.

Une science en rapide mutation

Tous les âges sont concernés par les vaccins

La *Figure 1* est un exemple de l'explosion de la vaccinologie au troisième millénaire. Elle représente le calendrier vaccinal des Etats-Unis en 2005, sachant que ce calendrier a déjà évolué depuis cette date, et que son évolution se poursuivra encore dans les années à venir. L'exemple des Etats-Unis est assez représentatif. Globalement, tous les âges sont concernés par les vaccins, de la naissance à 18 ans. La *Figure* comprend aussi les vaccins qui concernent les personnes âgées. Depuis lors, certains pays ont ajouté la vaccination contre les diarrhées à rotavirus chez le tout-petit, et d'autres commencent à introduire le vaccin contre le *Papillomavirus* pour prévenir le cancer du col de l'utérus.

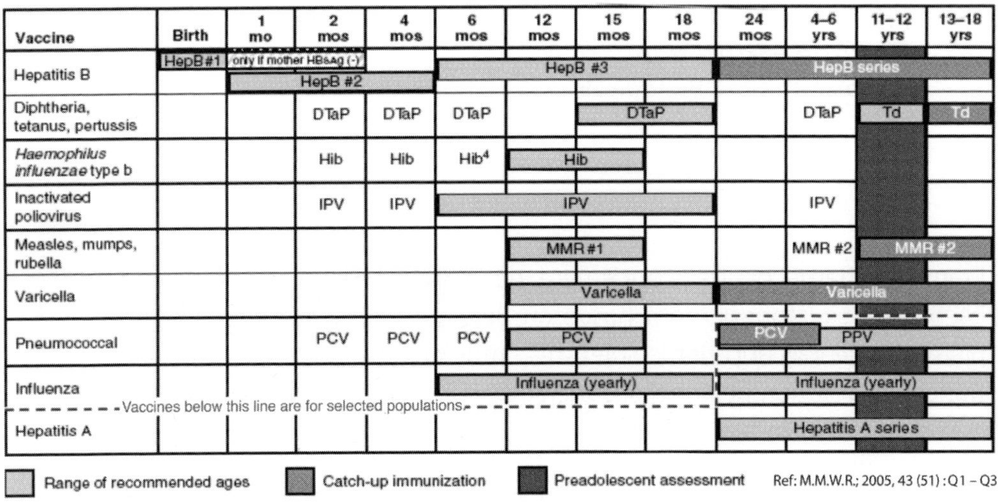

Figure 1. Le calendrier vaccinal des Etats-Unis, en 2005.

Sur cette *Figure*, il est intéressant de remarquer ce qui concerne la grippe (*Influenza*). Je pense que Claude Le Pen a très bien traité ce sujet. Il faut savoir que c'est la maladie infectieuse qui tue le plus dans les pays développés. Et aux Etats-Unis, les recommandations sont beaucoup plus larges qu'en France ou dans d'autres pays européens puisque l'âge à partir duquel il est recommandé de se faire vacciner s'abaisse progressivement. Il est aujourd'hui de 50 ans, mais devrait encore diminuer. Aux Etats-Unis, on vaccine également les enfants contre les grippes saisonnières, ainsi que les femmes enceintes pendant l'hiver. La couverture est très large aussi pour les personnes à risque, en particulier les professionnels de la santé.

Exemple du vaccin contre la grippe

Ce calendrier vaccinal est donc très complet et il devrait encore s'élargir avec les vaccins à venir.

Un rappel scientifique : qu'est-ce que le système immunitaire ?

Très schématiquement, il existe deux types de défense immunitaire (*voir Figure 2*) :
- une défense immunitaire innée,
- une défense immunitaire adaptative.

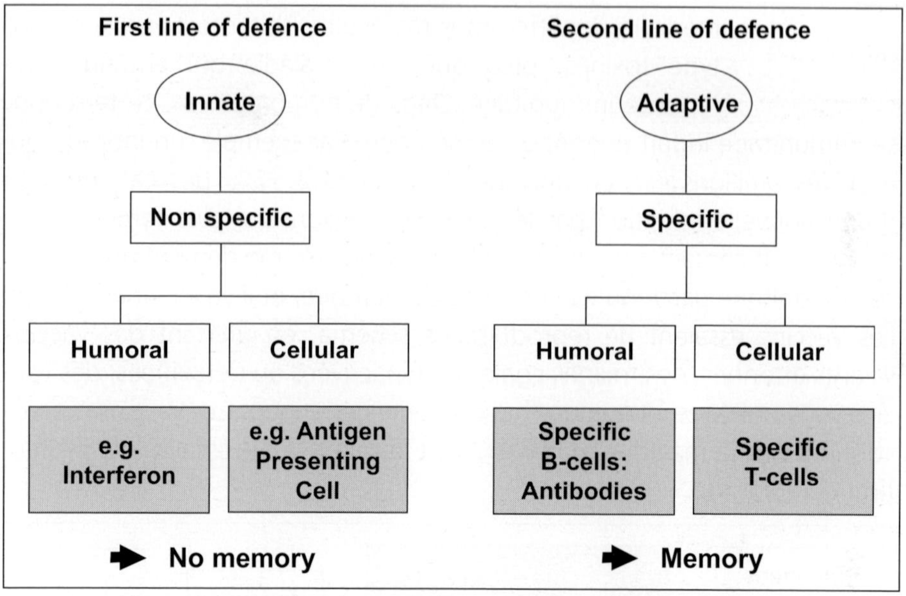

Figure 2. Le système immunitaire et ses deux types de défense.

Une défense immunitaire innée

Le premier type correspond aux défenses que nous possédons dès la naissance. Nous sommes programmés génétiquement pour nous défendre contre toute une série de signaux extérieurs, parmi lesquels on différencie ce qui est humoral et cellulaire. Mis en présence d'un agent extérieur, un signal peut être reconnu immédiatement comme étant étranger à l'organisme, et il entraîne donc une série de réponses. Mais il n'y a pas de mémoire. Et par définition, il n'y a pas besoin de mémoire puisqu'il s'agit de réactions automatiques et non spécifiques.

Une défense immunitaire adaptative

En revanche, ce qui est important pour la vaccination, c'est la réponse du deuxième type, c'est-à-dire adaptative, à certains agents infectieux. On distingue la réponse humorale, avec des anticorps, de la réponse cellulaire, avec des cellules. Dans ce type de défense, il existe une mémoire, et c'est cette mémoire immunitaire qu'il faut induire pour protéger contre certains agents infectieux en particulier.

La *Figure 3* représente le modèle simple, celui de Louis Pasteur, c'est-à-dire ce que l'on cherche à imiter avec les vaccins. Pendant longtemps, on a produit des vaccins qui imitaient le processus d'une infection naturelle : un agent pathogène (bactérie, virus, parasite) par l'intermédiaire de différentes molécules, soit infectieuses, soit de type toxines, provoque une maladie qui entraîne une réponse immunitaire. Dans de nombreux cas, cette réponse immunitaire induit une réponse mémoire. Par exemple, un individu qui a eu les oreillons est, en principe, dans 90% à 95% des cas, protégé d'une nouvelle infection par le virus des oreillons : si plus tard il est de nouveau en contact avec le virus, il va montrer très rapidement une réponse immunitaire parce qu'il a induit cette mémoire, et il va éliminer le virus. Les vaccins essaient de reproduire ce schéma, en utilisant des vaccins vivants atténués, des toxines également inactivées ou détoxifiées, des vaccins sous-unitaires, et aujourd'hui du génie génétique. Ces vaccins ne provoquent pas la maladie, mais induisent la réponse nécessaire à la protection de l'individu.

Une réponse mémoire

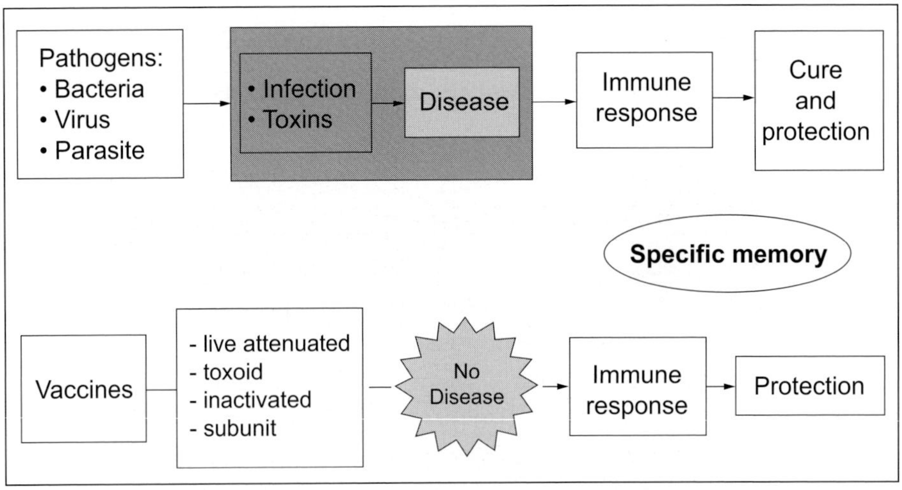

Figure 3. La vaccination imite le processus d'une infection naturelle.

Sans entrer dans tous les détails scientifiques, la *Figure 4* permet de mieux comprendre ce mécanisme de réponse immunitaire. Que se passe-t-il après l'injection d'un vaccin dans le bras ? L'antigène contenu dans le vaccin va être transporté par un système qui se trouve essentiellement dans les ganglions de drainage, les ganglions lymphatiques au niveau axillaire, et une cellule très importante au départ du processus : la cellule présentatrice d'antigène (*voir Figure 5*). Cette grosse cellule va processer l'antigène et le présenter à différents types de cellules du système immunitaire : soit des cellules de type *helper* qui entraînent un système de production d'anticorps, avec une réponse mémoire qui permettra de produire des anticorps plus tard, soit des cellules cytotoxiques dont certaines sont capables d'attaquer directement un agent infectieux, par exemple, et il existe aussi un bras mémoire à ce versant cytotoxique.

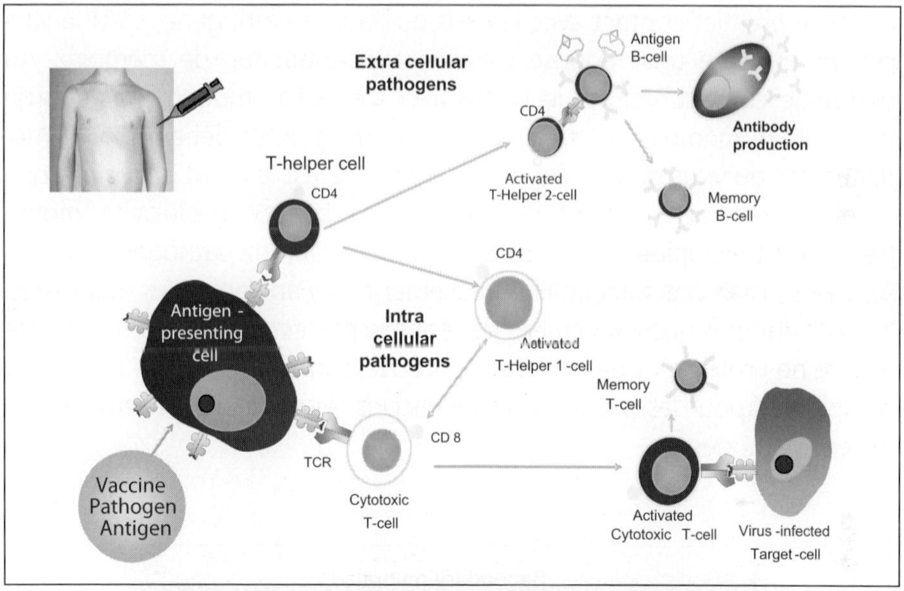

Figure 4. Les mécanismes de la réponse immunitaire.

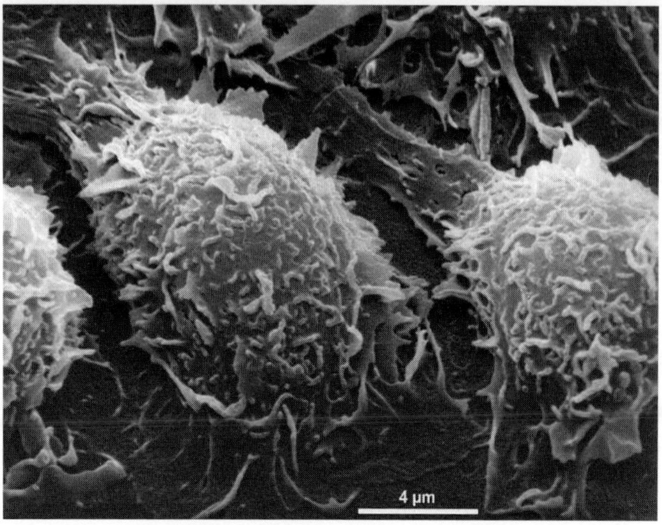

Figure 5. Microscopie électronique d'une cellule présentatrice d'antigène.

Nous connaissons donc mieux aujourd'hui tous ces mécanismes immunitaires qui ont été décortiqués jusqu'au niveau moléculaire, et qui nous permettent à nous, immunologues, qui fabriquons des vaccins, d'identifier quels antigènes sont responsables dans quel type de réponse immunitaire. Nous savons aussi utiliser des manières d'amplifier cette réponse dans un sens ou dans l'autre, et de choisir un bras plutôt que l'autre, ce que nous allons voir maintenant.

Le schéma de la *Figure 6* montre l'importance de la mémoire immunitaire. Ici, le premier contact avec le virus ou l'agent pathogène, c'est le vaccin qui entraîne une réponse primaire avec induction de mémoire. Au deuxième contact, celui que l'on a avec l'agent pathogène, la réponse immunitaire mémoire est très rapide et permet de se débarrasser immédiatement du virus ou de l'agent pathogène. C'est le point important que montre la courbe en grisé foncé qui démarre beaucoup plus vite, monte beaucoup plus rapidement et plus haut. De nombreux pathogènes réagissent ainsi, mais pas tous, malheureusement. Le *Papillomavirus*, par exemple, n'induit pas nécessairement de réponse protectrice. Le fait d'avoir été infecté ne protégeant pas contre une nouvelle infection rend la tâche plus compliquée pour les producteurs de vaccins, et oblige à faire mieux que l'agent pathogène.

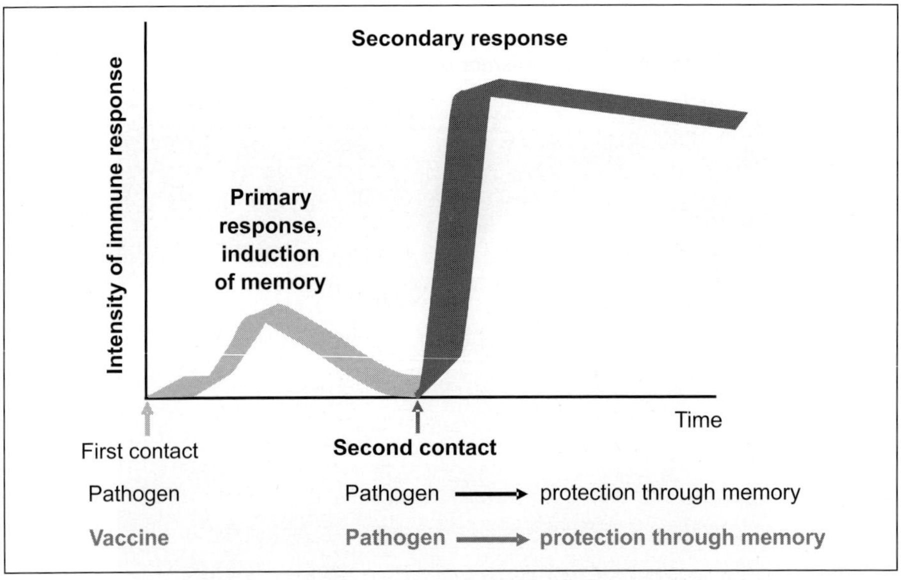

Figure 6. Importance de la mémoire immunitaire.

Le rôle des adjuvants

Aujourd'hui, nous avons non seulement la possibilité d'identifier les bons antigènes, c'est-à-dire les molécules des agents infectieux qui induisent la réponse immunitaire, mais nous avons aussi la possibilité de manipuler, d'une certaine façon, cette réponse immunitaire et de l'amplifier afin de produire des vaccins qui soient plus puissants, ou bien des vaccins qui protègent de maladies contre lesquelles toute protection avait jusqu'alors été impossible. Il s'agit, en particulier, de molécules appelées « adjuvants ». Adjuvants, du latin « aider » car ces molécules aident la réponse immunitaire.

Cette technologie est née en France, en 1925. C'est Ramon qui, à notre connaissance, a le premier montré l'effet de certaines molécules sur l'amplification de la réponse immunitaire lorsqu'elles étaient ajoutées aux vaccins contre la diphtérie et le tétanos. Ce sont, en général, les sels d'aluminium qui sont devenus le grand classique des adjuvants. Un bon nombre de vaccins conventionnels utilisés aujourd'hui contiennent de l'aluminium.

Le rôle des systèmes d'adjuvants

Des molécules innovantes ...

Il existe aussi des molécules innovantes qui sont apparues progressivement, comme le *MPL* (monophosphoryl lipid A) ou le *QS21*. Au sein de GlaxoSmithKline, nous sommes très engagés dans ce domaine, et nos scientifiques ont investi dans ce que nous appelons des « systèmes d'adjuvants » depuis plus de quinze ans. Alors que les « adjuvants » sont des molécules, les « systèmes d'adjuvants » constituent la formulation finale qui contient ces adjuvants. L'objectif de cette manipulation est de fournir une réponse immunitaire qui soit plus rapide, plus forte, et sur une plus longue durée par le biais d'une stimulation non spécifique et spécifique du système immunitaire.

...dans le vaccin contre le Papillomavirus,...

Dès le début des années 1990, nous avons constitué une série de portfolios de ces adjuvants, et nous avons même fait l'acquisition d'une société qui produit ces molécules. C'est devenu aujourd'hui une réalité. Le vaccin GSK contre le HPV pour prévenir le cancer du col de l'utérus, et qui s'appelle Cervarix®, enregistré définitivement en Australie et en cours d'enregistrement en Europe, fait appel à ces technologies et repose sur un de ces systèmes d'adjuvants : AS04 (qui comprend Al + *MPL*).

…contre le paludisme

Notre vaccin contre le paludisme, qui est en cours d'évaluation mais qui a montré son concept sur le terrain auprès d'enfants en Afrique, est également basé sur un tel système d'adjuvants : AS02 (qui comprend *MPL* + *QS21*). C'est une des premières démonstrations chez l'homme que, sans ce système d'adjuvants, nous n'aurions pu réussir à produire ce vaccin.

Nous avons également un vaccin amélioré contre l'hépatite B, reconnu et enregistré au niveau européen depuis quelque temps pour une population très particulière de patients dialysés qui, classiquement, répondent mal aux vaccinations. Le système d'adjuvants a permis là encore de développer un vaccin plus puissant.

La *Figure 7* montre les résultats d'une étude clinique concernant le vaccin Cervarix® contre le cancer du col de l'utérus chez des femmes suivies pendant quatre ans. Le schéma de gauche montre les anticorps induits contre le HPV 16, et celui de droite contre le HPV18. Le Cervarix® fait appel, comme nous l'avons vu plus haut, à cette technologie de systèmes d'adjuvants que l'on appelle AS04 (*Adjuvant System 04*). Les courbes en lignes noires représentent les mesures des anticorps fonctionnels des femmes vaccinées avec Cervarix®. On les compare avec les courbes en lignes grisées qui correspondent aux mesures des anticorps fonctionnels des femmes qui ont reçu le même vaccin, formulé par nous-mêmes, avec le même antigène, mais sur de l'aluminium conventionnel, adjuvant utilisé pendant très longtemps. Nous avons réalisé cette étude afin de démontrer aux autorités de santé le bénéfice de notre approche. Nous voyons que nous avons dû couper l'axe des Y tant la réponse immunitaire est forte au départ. Mais ce qui est important n'est pas tant qu'elle soit rapide et forte, mais qu'elle se maintienne. Quatre ans plus tard, nous avons une sorte de plateau qui perdure au-dessus de ce que l'on obtient avec de l'aluminium conventionnel.

Pourquoi ce choix d'utiliser des systèmes d'adjuvants ?

Nous pouvons distinguer quatre raisons principales à ce choix stratégique.

Induire des réponses immunitaires plus fortes

1. Cette technologie permet tout d'abord d'induire des réponses immunitaires plus fortes contre des maladies pour lesquelles aucune protection n'existait ou n'était efficace. C'est le cas du paludisme où nos premiers essais sans système d'adjuvants ne fonctionnaient pas du tout. Dans les études cliniques telles qu'elles ont été publiées, nous avons

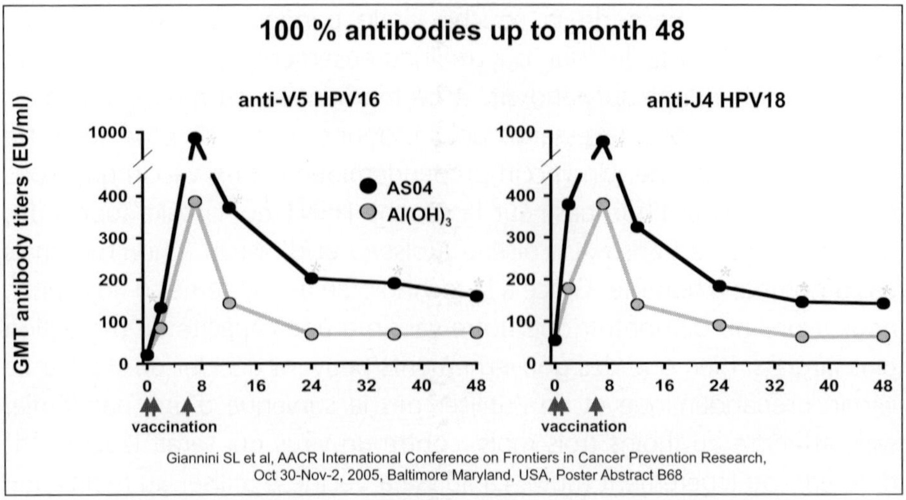

Figure 7. Résultats d'une étude clinique concernant le Cervarix®.

pu montrer maintenant sur le terrain en Afrique que le vaccin protège avec un taux d'efficacité extrêmement encourageant, grâce à des systèmes d'adjuvants puissants et sophistiqués.

Un autre exemple est celui de l'hépatite B pour les patients hémodialysés, dont nous avons déjà parlé.

Enfin, ce qui est plus courant encore, c'est le cas du vaccin saisonnier contre la grippe. Tous les vaccins saisonniers, quelle que soit la firme qui le produit, et quel que soit le vaccin, fonctionnent beaucoup moins bien chez la personne âgée que chez la personne adulte jeune, malheureusement. Or ce sont les personnes âgées qui en ont le plus besoin. Nous avons donc travaillé à améliorer ce type de vaccin, afin de restaurer chez la personne âgée le niveau de réponse immunitaire qui est classiquement obtenu chez la personne adulte jeune.

Protéger à long terme

2. La seconde raison de ce choix est la possibilité qu'il offre d'augmenter la puissance des vaccins afin de protéger à long terme, comme nous l'avons vu plus haut dans le cas d'un vaccin contre un cancer.

3. Utiliser un système d'adjuvants est aussi le moyen d'obtenir une protection plus large et en particulier une « *protection croisée* », et c'est ce qui permet de faire une différence entre un vaccin pandémique et un vaccin prépandémique. Des experts reviendront plus loin sur ce sujet. Mais, globalement, un vaccin pandémique est un vaccin qui sera développé sur

Obtenir une protection plus large

la base de la souche virale pandémique identifiée par l'OMS le jour où, malheureusement, une pandémie de grippe surviendrait. A ce moment-là, au moins trois mois seront nécessaires pour produire un vaccin basé sur cette souche. Un vaccin prépandémique est un vaccin que nous produisons aujourd'hui, basé sur la souche H5N1 qui circule auprès des oiseaux et qui se transmet d'oiseau à oiseau et d'oiseau à homme, mais pas d'homme à homme. Grâce à la technologie des systèmes d'adjuvants, nous avons pu démontrer que notre vaccin a une capacité de protection plus large, si bien que des gouvernements peuvent décider de stocker ce vaccin prépandémique et de l'utiliser dès la survenue d'une pandémie, sans attendre au moins trois mois, contre un virus qui serait légèrement différent, ou légèrement muté. La Suisse a décidé d'utiliser au moins une première dose d'un vaccin, par exemple, et donc de stocker 8 millions de doses pour couvrir l'ensemble de sa population en vaccin prépandémique.

4. La dernière raison est également très intéressante. Des technologies de systèmes d'adjuvants nous permettent d'augmenter notre capacité de production en diminuant la dose d'antigène par vaccin. Nous pouvons ainsi multiplier d'autant notre capacité de production qui, dans le cas d'un vaccin pandémique, est trop faible à l'échelle mondiale, comme le notait Claude Le Pen. Aujourd'hui, à l'échelle mondiale, l'ensemble des producteurs de vaccins fournissent 300 millions de doses par an de vaccins saisonniers. Nous avons réussi à diminuer fortement la dose d'antigène par vaccin : nous ne sommes plus à 15 μg, voire même 90 μg comme certains, mais à 3, 8 μg, et nous avons pu démontrer que, grâce à un système d'adjuvants, un vaccin à 3, 8 μg fonctionne, ce qui nous permet en fait de multiplier par 10 la capacité mondiale de production. Ainsi, avant même toute augmentation de capacité, nous pourrions en théorie, si nous nous mettons tous d'accord pour utiliser une telle technologie, passer de 300 millions à 3 milliards de doses. Nous serions donc déjà beaucoup plus proches des 6 milliards de doses (multipliées par deux puisque deux doses sont nécessaires) qu'il faudrait produire.

Augmenter notre capacité de production

Les vaccins conjugués

Je passerai rapidement sur cette technologie qui est mieux connue. Il faut savoir que les polysaccharides sont les agents protecteurs dans un certain nombre de maladies bactériennes graves chez l'enfant, en particulier la méningite à *Haemophilus influenza* type B, la pneumonie à streptocoque, ou *Neisseria meningitidis*. Les polysaccharides, sucres assez larges, en tant que tels, induisent une réponse immunitaire très mauvaise chez le jeune enfant de moins de 2 ans, et relativement meilleure chez les enfants plus âgés. Pour pallier cette insuffisance, on conjugue les polysaccharides à des protéines qui les portent (« *protein carriers* »), tétanos, diphtérie et récemment une protéine D, par exemple. Le Prevnar® de la Société Wyeth, vaccin contre le *Streptococcus pneumoniae*, fait appel à cette technologie. Nous avons ce type de vaccins conjugués actuellement sur le marché et en développement.

Les polysaccharides conjugués à des protein carriers

Quelques aspects socio-économiques

Dans cette dernière partie de la présentation, je voudrais aborder des aspects plus globaux de l'évolution de la pensée et des possibilités de la vaccinologie.

Le vaccin, un marché différent ? Ou prévention *versus* thérapie

De notre point de vue, nous observons de grosses différences entre la façon dont est perçue la médecine thérapeutique et celle dont est perçue la médecine préventive (*voir Figure 8*). La médecine thérapeutique – les médicaments – s'adresse à des personnes qui sont malades, et qui attendent, par conséquent, un bénéfice à court terme. Elles sont dès lors plus compliantes au traitement et prêtes à payer (patients, organismes financiers,...). Les éventuels effets secondaires sont également relativement acceptés (dépendants du rapport bénéfice-risque).

Médecine thérapeutique

En médecine préventive, la population concernée est saine par définition. Et l'investissement porte sur le long terme. Il est donc beaucoup plus difficile d'obtenir une bonne compliance, surtout en dehors des programmes de vaccination chez l'enfant. Les acteurs de la santé en France, nous l'avons vu, obtiennent un taux très faible de vaccination contre la grippe. Par ailleurs, il y a peu d'efforts pour investir financièrement sur le long terme, et un refus d'accepter d'éventuels effets secondaires.

Médecine préventive

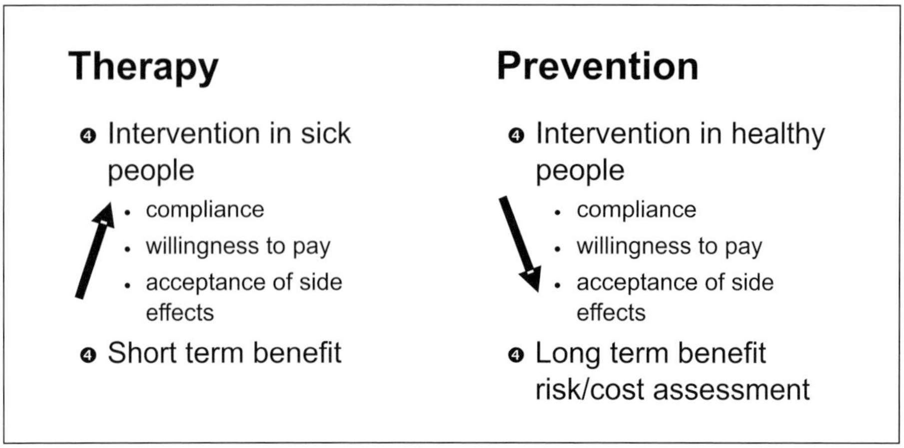

Figure 8. Une différence de perception entre la médecine thérapeutique et la médecine préventive.

Classiquement, les gouvernements des pays les plus riches consacrent environ 5 % de leur budget santé à la médecine préventive. Un très faible investissement pour, il est vrai, des politiques à long terme dont on ne voit pas le bénéfice immédiatement.

Il est également un autre point très important : on n'accepte pas – et on ne peut accepter – de prendre des risques au niveau sécurité sanitaire avec les vaccins, car c'est une population saine que l'on vaccine, et souvent la population la plus précieuse, c'est-à-dire nos enfants. C'est pour cette raison – garantir la sécurité de nos enfants en bonne santé – que les études cliniques sont réalisées avec un beaucoup plus grand nombre de sujets qu'en médecine thérapeutique.

Eradiquer les maladies mortelles chez les enfants ?

Un taux supérieur de réussite en vaccinologie

Sur la *Figure 9*, sont répertoriées toutes les maladies qui ont causé la mort de 4,1 millions d'enfants de moins de 5 ans, sur un total de 10,5 millions de morts, en 2002. Or, avec notre portefeuille de grand producteur de vaccins, et si nous réussissons avec tous ceux qui sont en cours de développement, nous devrions en théorie couvrir 90% de toutes ces maladies mortelles, qui pourraient donc disparaître à terme. Bien sûr, il y aura des échecs, car il y en a toujours dans le développement de produits, mais l'avantage en vaccinologie par rapport aux médicaments, c'est qu'il y a davantage de réussite. Classiquement, lorsque l'on a passé l'étape appelée « *proof of concept* », et que l'on rentre dans les grandes études cliniques de phase III , on a 70 % de chances de succès en vaccinologie, ce qui est supérieur au taux que connaît l'industrie du médicament. Nous pouvons donc espérer dans les années à venir couvrir la plus grande partie de cette mortalité, à condition de mettre ensuite en place les moyens pour que tous les enfants aient accès à ces vaccins.

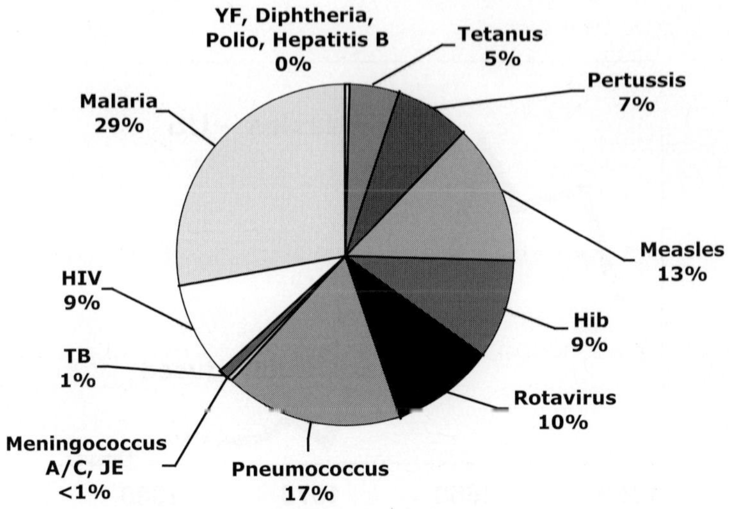

Source: World Health Report 2004

Figure 9. Maladies mortelles chez les enfants de moins de 5 ans : causes de 4,1 millions de décès (sur un total de 10, 5 millions) en 2002.

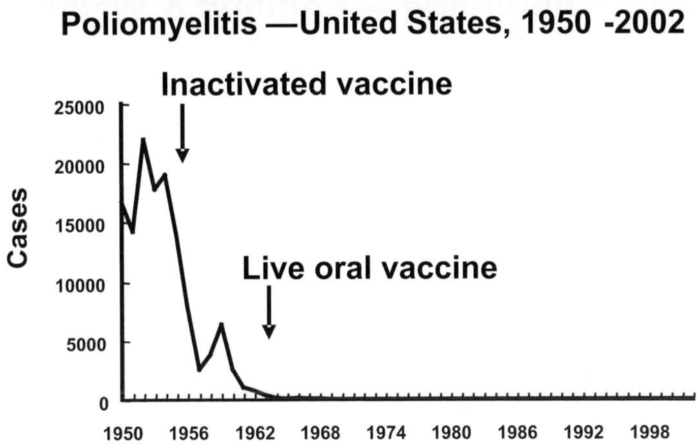

Figure 10. Impact de la vaccination contre la poliomyélite, aux Etats-Unis, dans la seconde moitié du XXe siècle.

Quelques exemples de l'impact de la vaccination

Ils sont donnés dans les *Figures 10 à 12*, qui représentent l'impact de la vaccination contre la poliomyélite aux Etats-Unis dans la seconde moitié du XXe siècle, puis celui de la vaccination contre la rougeole toujours aux Etats-Unis, et enfin celui du vaccin contre la diphtérie en Angleterre et au pays de Galles.

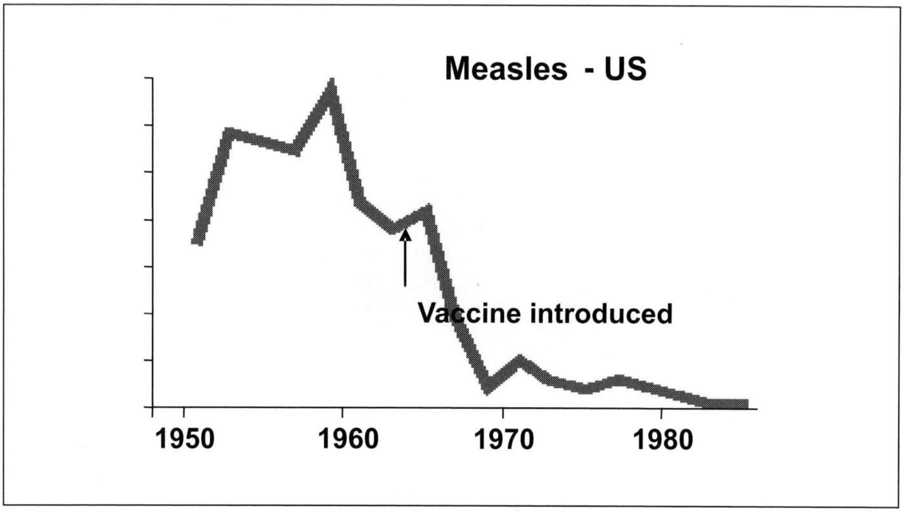

Figure 11. Impact de la vaccination contre la rougeole aux Etats-Unis.

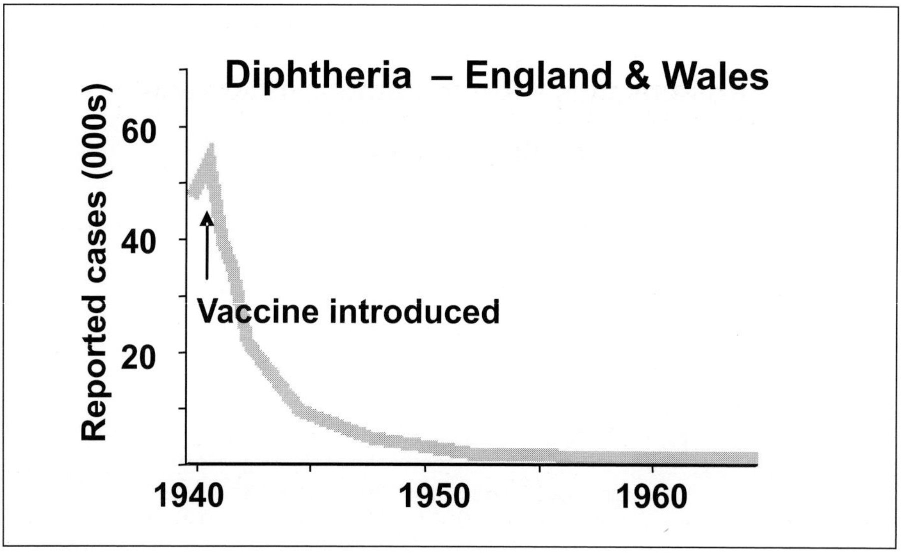

Figure 12. Impact de la vaccination contre la diphtérie en Angleterre et au pays de Galles.

Un autre exemple est donné sur la *Figure 13*. Il s'agit de l'introduction de l'Infanrix® en Suède et son impact sur les cas de coqueluche. Nous sommes très fiers d'avoir développé ce vaccin diphtérie-tétanos-coqueluche acellulaire il y a une dizaine d'années. Au cours du temps, nous voyons réellement, après son introduction à grande échelle, l'impact de ce vaccin au niveau de l'ensemble de la population. Dans ce cas, il existe aussi ce que l'on appelle l'immunité de troupeau qui fait qu'en cas de couverture très large, de 90 % à 95 % suivant les maladies, les quelques pour cents qui échapperaient à cette couverture en ont le bénéfice indirect puisque l'agent infectieux ne circule plus.

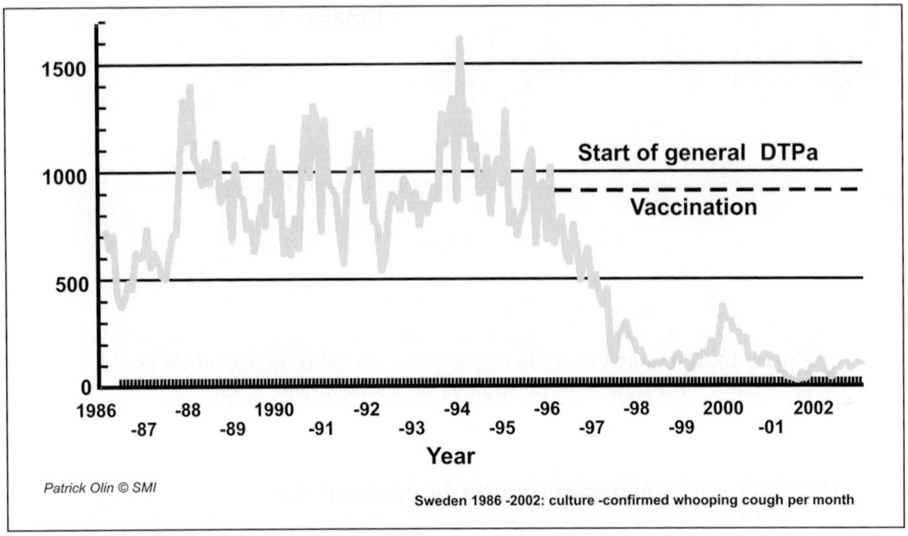

Figure 13. Impact de l'introduction du vaccin diphtérie-tétanos-coqueluche acellulaire, développé par GSK, sur les cas de coqueluche en Suède.

Les conséquences de l'interruption de programmes de vaccination

L'exemple du vaccin diphtérie-tétanos-coqueluche

Les cas où les programmes de vaccination sont interrompus pour différentes raisons sont plus inquiétants. Un exemple célèbre est justement celui de la vaccination diphtérie-tétanos-coqueluche, par un vaccin qui existe toujours, un excellent vaccin, mais qui n'est plus réactogène (*Figure 14*). Lors de son introduction en Angleterre et au pays de Galles, on avait observé une bonne diminution des cas de coqueluche. Malheureusement, dans les années 1980, les effets secondaires essentiellement de la réactogénicité avaient entraîné une diminution importante de la prise de vaccin, et l'on avait vu remonter le nombre de cas, avec des décès dus à la coqueluche.

Un autre exemple de cas tristement célèbre est celui du refus du vaccin antipoliomyélite pour leurs enfants par une communauté religieuse des Pays-Bas dans la seconde moitié du XXe siècle, et l'augmentation sensible du nombre de cas de la maladie dans cette population.

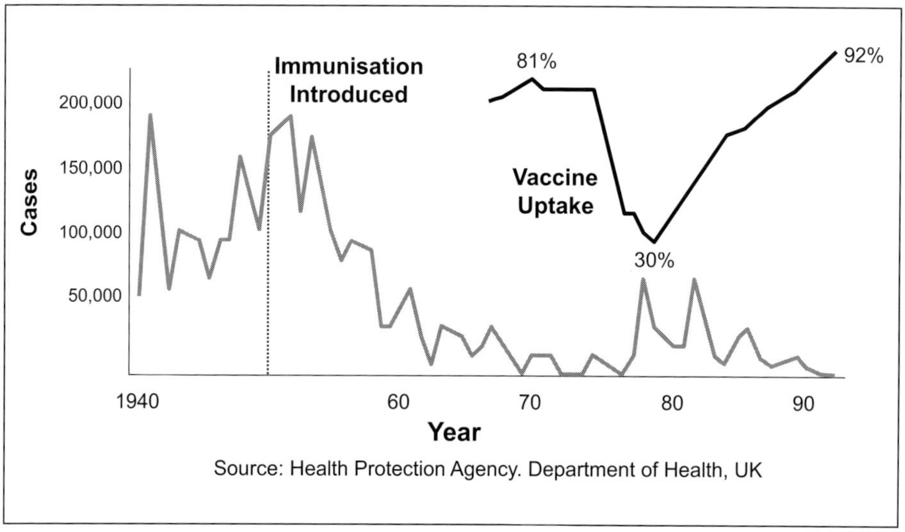

Figure 14. Déclarations de la coqueluche : nombre de cas et de décès, en Angleterre et au pays de Galles (1940-1993).

L'impact socio-économique de la vaccination

Il est relativement simple, et tout le monde le connaît :
- diminution de la maladie,
- diminution des traitements coûteux,
- diminution des hospitalisations,
- diminution des handicaps,
- diminution de la perte de productivité,
- limitation des effets à long terme.

Des programmes comme GAVI

La vaccination contribue directement au bien-être social et économique. Dans les pays en développement, on considère qu'après l'eau potable, l'accès à la vaccination est la deuxième mesure la plus utile au niveau socio-économique. Pour cette raison, nous sommes très fiers de pouvoir contribuer à une série de programmes comme ceux de GAVI, de l'UNICEF… et il est extrêmement important que nous puissions continuer à y participer.

Pour donner un exemple chiffré, le coût du cancer de l'utérus aux Etats-Unis est estimé à 6 milliards de dollars par an pour la prise en charge de cette pathologie qui est le deuxième cancer le plus fréquent chez la femme. Dans ces 6 milliards, environ 2 milliards sont attribués au dépistage par frottis chaque année, comme on le propose aussi à toutes les femmes en France. Et 4 milliards représentent l'ensemble des coûts dus au dépistage positif, c'est-à-dire des examens supplémentaires et les traitements pour les lésions précancéreuses et les cancers détectés.

Un bénéfice immédiat avec Cervarix®

Lors de l'introduction d'un vaccin contre le cancer du col de l'utérus, on ne va pas diminuer le dépistage. Car il s'agit d'une approche complémentaire. En revanche, on espère, on a déjà modélisé, un bénéfice immédiat sur les deux tiers du coût directement dû aux examens supplémentaires et au traitement des lésions précancéreuses et du cancer. De nombreuses années ne seront donc pas nécessaires pour voir l'effet sur le cancer. Il y a un bénéfice immédiat en termes de socio-économie pour la population. Il y a également un bénéfice immédiat pour la jeune femme qui fait son frottis de dépistage et voit diminuer de façon drastique le risque d'être rappelée parce qu'il y a un doute sur le résultat.

Conclusion

« Quelle peut être la valeur de ce qui protège quelque chose d'aussi précieux que la vie elle-même ? » Quoi qu'en disent les économistes, une protection semblable n'a pas de prix !

Opinion publique et vaccination

Quelques réflexions et quelques données de l'Enquête décennale Santé 2003 pour discuter d'« opinion publique et vaccination »

Jean-Louis Lanoë
Inserm Unité 687

Même si pour P. Bourdieu « l'opinion publique n'existe pas », je me risquerai quand même à définir celle-ci comme une « agrégation, statistiquement mesurable, d'opinions individuelles portant sur des questions d'intérêt général ». Il me sera ainsi possible de consacrer un peu de temps à cette présentation !

Une première analyse

Une double évolution

En matière de vaccination, l'opinion publique est soumise à une double évolution. La première est une conséquence des progrès dans la connaissance épidémiologique : en individualisant toujours davantage les risques, l'épidémiologie contribue à l'élaboration de messages de prévention et de politiques publiques qui sont de plus en plus souvent centrés sur des comportements individuels. La seconde évolution résulte de l'amélioration du niveau d'instruction et des connaissances en matière de santé, qui modifie quelque peu les rapports entre les « attentes » et les « savoirs » de la population, et la façon dont elle les gère dans ses rapports avec le corps médical

Bénéfice individuel et bénéfice collectif

Cette double évolution induit une exigence nouvelle pour plus d'information sur les bénéfices et les risques individuels liés à la vaccination. Elle est également porteuse d'un risque de « désolidarité » à l'égard de la logique du bénéfice collectif. Cette notion de bénéfice collectif qui s'imposait *de facto* à une population qui faisait de la vaccination une sorte d'obligation sociale, quand bien même elle n'était pas obligatoire, faisait rentrer naturellement la vaccination dans la sphère de l'économie publique. Aujourd'hui, sous les effets conjugués de la double évolution évoquée précédemment, elle tendrait à passer dans la sphère des choix privés, et donc, d'une certaine façon, dans la sphère marchande.

Aux stratégies classiques de passager clandestin que Claude Le Pen a évoquées et qui ont toujours trouvé leur exemplarité à propos des vaccinations (pourquoi subir les coûts du vaccin quand la vaccination des autres me protège), viennent s'ajouter des besoins nouveaux comme savoir quels sont les risques encourus (effets indésirables) ou savoir s'il y a effectivement protection contre la maladie (efficacité).

Les questions qui se posent

L'approche des politiques vaccinales en est rendue plus complexe, confrontée à plusieurs questions.

Celles relatives aux savoirs médicaux, …

La première est relative aux savoirs médicaux, à leur évolution ainsi qu'à la qualité et la force de conviction des consensus d'experts, à l'égard des « consommateurs », tous ceux susceptibles d'être concernés (« vaccinables » ou tutelle de « vaccinables ») par la vaccination. Aujourd'hui, l'opinion publique est en mesure de contester ces consensus à travers les divergences inhérentes à leur élaboration, voire leurs contradictions, d'autant plus susceptibles d'être prises en compte qu'elles peuvent émaner de certains experts eux-mêmes.

… à la santé publique en général,…

La seconde question relève du domaine de la santé publique en général : comment « gérer », individuellement et collectivement, des populations qui pourraient refuser massivement les vaccinations proposées, quels messages de prévention transmettre ?

…aux coûts

Enfin, la question des coûts se posera avec acuité. La connaissance de la singularité de chacun pour décider de sa vaccination pourrait grever lourdement les ratios coûts-bénéfices. Il est facile d'imaginer que si l'on décide d'entreprendre pour chaque individu un ensemble d'examens cliniques, voire génétiques, pour savoir s'il est effectivement « à risque » et donc bénéficiera de telle ou telle vaccination, cela peut alourdir sensiblement le coût de l'acte de vaccination, ne serait-ce seulement que par le temps-médecin consacré à un interrogatoire qui n'existait pas auparavant.

Le cas de l'hépatite B, avec l'introduction d'un questionnement sur les antécédents de pathologie neuro-dégénérative dans la famille, semble une préfiguration de cet accroissement inévitable des coûts.

La complexité qui résulte de ces problèmes sera d'autant plus redoutable à gérer que le nombre de vaccins disponibles augmente, et que l'opinion publique, sous l'effet de l'hypermédiatisation et de la difficulté des professionnels et des tutelles à communiquer sur ces sujets, peut vite basculer.

La situation aujourd'hui

Une opinion publique largement favorable...

Des enquêtes récentes (Baromètre santé 2005, Canvac 2004, PIMR pour l'EVM), montrent que l'opinion publique reste très largement favorable à la vaccination. On peut dire que, globalement, 85% (les chiffres vont de 82% à 88%) de la population expriment une opinion positive à son égard. Evidemment, ce 85 % a pour corollaire le 15% de personnes qui restent réticentes à la vaccination et dont parlait Claude Le Pen précédemment, une base de non-adhésion non négligeable. Il faut rappeler cependant que la France est un pays où cette réticence reste faible comparée à celle des pays anglo-saxons où le mouvement anti-vaccination a souvent eu historiquement plus d'ampleur.

De la même façon, à travers les questions posées dans le Baromètre santé, la diminution sensible des réticences que pouvait avoir la population envers la vaccination (22% de personnes réticentes en 1999, 15% en 2005) peut être considérée comme un signe favorable. Une seule exception cependant concerne la vaccination contre l'hépatite B, à l'égard de laquelle l'opinion de la population s'est très sensiblement dégradée au cours de cette même période.

... mais des inquiétudes

Des inquiétudes demeurent cependant pour plusieurs raisons :

- Près d'un tiers des personnes interrogées, par exemple dans le cadre de l'enquête Canvac, doute de la sécurité des processus de fabrication des industriels. Cette attitude pourrait conduire à faire sien l'énoncé de Bourdieu (« l'opinion publique n'existe pas »), car on ne voit guère comment les individus interrogés peuvent avoir la moindre idée de ce que peut être la sécurité des processus de fabrication industriels (et ceci d'autant plus que l'absence de tout problème en cette matière est un phénomène assez remarquable).

• Par ailleurs, plus de la moitié des personnes interrogées pensent courir, à l'occasion d'une vaccination, le risque d'être touchées par la maladie contre laquelle elles sont vaccinées, une appréciation assez étonnante de l'(in)efficacité des vaccins.

En conséquence

Enquête « KAPB vaccination »

L'éventuelle émergence en France de mouvements de consommateurs anti-vaccination, une évolution peu raisonnable du point de vue de la santé publique, conduit à se poser la question de l'urgence d'une vaste enquête en population générale sur ce sujet (une sorte de « KAPB vaccination »).

Une telle enquête permettrait de mieux cerner l'ampleur de la dynamique d'individualisation des vaccinations et notamment du passage de la vaccination de la sphère publique à la sphère privée. Elle permettrait également de comprendre si les avatars de la vaccination contre l'hépatite B relèvent simplement d'un épiphénomène résultant d'un malheureux concours de circonstances, ou bien s'ils préfigurent de nouveaux rapports sociaux à la vaccination.

Compte tenu de la complexité des connaissances qu'il convient de mettre en évidence, il ne nous semble pas que ce sont les enquêtes actuelles qui permettront de mener les analyses fines et de qualité nécessaires ; il convient de mettre en place rapidement une vaste enquête en population générale sur un échantillon représentatif de grande taille.

Quelques résultats d'enquête

Des données spécifiques inédites

L'Enquête Santé EDS 2003 permet de fournir un certain nombre d'estimations relatives aux vaccinations réalisées dans la population adulte et d'apprécier ses connaissances sur les recommandations du calendrier vaccinal la concernant. Les données ici présentées sont inédites.

Les résultats colligés dans les *Tableaux I à IV* portent sur 26 074 individus âgés de 18 ans et plus, qui ont participé à la totalité de l'enquête et répondu aux modules portant sur le thème « Prévention et dépistage ».

Résultats de la vaccination contre l'hépatite B

Le *Tableau I* résume les résultats concernant la vaccination contre l'hépatite B. Parmi les personnes vaccinées, deux sous-catégories ont été distinguées : personnes travaillant ou ayant travaillé dans le domaine de la santé, et personnes qui n'ont jamais eu d'activité professionnelle dans ce domaine.

Le pourcentage de 100% de professionnels de la santé âgés de 18 à 20 ans ne correspond qu'à une petite dizaine d'individus, et ne doit donc pas être interprété comme un résultat significatif. Mais cette tranche d'âge a été retenue puisque dans l'enquête santé, tous les individus y appartenant auraient dû être vaccinés à leur entrée en sixième, au moment où le programme de vaccination était mis en place dans le secondaire.

Les 18-20 ans étaient donc, en 2003, éligibles aux vaccinations prévues dans le programme de 1998. Et effectivement dans cette classe d'âge, la vaccination est massive.

Le fait que plus de 56% de la population des 21-34 ans sont vaccinés traduit bien le problème de la vaccination contre l'hépatite B et les enjeux complexes dont elle est l'objet : plus de la moitié de la population de cette tranche d'âge est vaccinée contre l'hépatite B, alors qu'*a priori* elle n'avait aucune raison de l'être car non concernée par les programmes « nourrissons », ni par les programmes « adolescents », et que, à quelques exceptions près, elle n'avait pas, dans sa grande majorité, d'activité professionnelle dans le domaine de la santé.

Vaccination contre tétanos-polio

Les chiffres concernant les vaccinations contre le tétanos et la polio au cours des douze derniers mois, en fonction de leur âge, sont présentés dans le *Tableau II*. Bien évidemment, en 2003, les vaccinations tétanos et polio étaient recommandées tous les dix ans. On ne peut donc s'attendre à un chiffre qui soit *a priori* supérieur à 10 %. On voit qu'en ce qui concerne le tétanos, un nombre important de la population (6,4%) a été vacciné au cours des douze derniers mois. En revanche, pour la polio, ce chiffre est beaucoup plus bas (3,0%), et il l'est encore plus pour le vaccin conjugué tétanos-polio (moins de 3,0%). On remarque aussi la diminution très sensible de cette vaccination avec l'âge.

Tableau I. Pourcentage de personnes vaccinées contre l'hépatite B, en fonction de leur âge et de leur appartenance (Vac Ssant) ou non (Vac Snsant) aux professions de santé, d'après l'enquête EDS 2003

	Vaccinés	**Vac Ssant**	**Vac Snsant**
18-20	72,2 %	100 %	72,6 %
21-34	57,7 %	76,7 %	56,2 %
35-49	34,5 %	66,7 %	30,2 %
50-64	21,5 %	50,8 %	18,5 %
65 et plus	5,6 %	15,0 %	5,0 %
Ensemble	**32,4 %**	**58,4 %**	**30,0 %**

Tableau II. Pourcentage de personnes vaccinées contre le tétanos et la polio au cours des douze derniers mois, en fonction de leur tranche d'âge, d'après l'enquête EDS 2003

	Tétanos	**Polio**	**T et P**	**T ou P**
18-34	7,2 %	5,0 %	4,6 %	7,6 %
35-49	7,6 %	4,0 %	3,8 %	7,8 %
50-64	5,4 %	1,7 %	1,6 %	5,5 %
65 et plus	4,4 %	0,2 %	0,3 %	4,5 %
Ensemble	**6,4 %**	**3,0 %**	**2,8 %**	**6,6 %**

Vaccination contre la grippe

Les données concernant la vaccination contre la grippe au cours des douze derniers mois sont reportées dans le *Tableau III*. Elles montrent que pratiquement la moitié des personnes qui devraient bénéficier de cette vaccination n'y a pas eu recours dans les douze mois précédant l'enquête.

Tableau III. Pourcentage de personnes vaccinées contre la grippe au cours des douze derniers mois, en fonction de leur tranche d'âge, d'après l'enquête EDS 2003

	Grippe
18-34	2,0 %
35-49	4,2 %
50-64	12,6 %
65 et plus	52,3 %
Ensemble	**15,5%**

Recommandations du calendrier vaccinal adulte

Dans le *Tableau IV* qui fait le point sur les connaissances de la population quant aux recommandations du calendrier vaccinal adulte, il est intéressant de noter que plus des deux tiers de la population (67,5%) ignorent la recommandation de pratiquer des rappels réguliers à l'âge adulte pour certains vaccins. Un nombre infime (0,1%) le sait sans pouvoir préciser de quels vaccins il s'agit, et ne cite ni le tétanos ni la polio. Les chiffres se déclinent ensuite d'une façon qui montre que le tétanos est sans doute le rappel de vaccin le mieux connu de la population, alors que la recommandation concernant la polio est peu ou mal connue.

Tableau IV. Connaissances des recommandations du calendrier vaccinal adulte, d'après l'enquête EDS 2003

Pas de vaccination recommandée	67,5 %
Une ou des vaccinations recommandée(s) et	
Ne sait pas lesquelles	0,1 %
Ne cite ni tétanos et polio	3,3 %
Cite tétanos et un autre non polio	1,8 %
Cite polio et un autre non tétanos	0,1 %
Cite tétanos et polio et un autre	6,6 %
Ne cite que tétanos	17,2 %
Ne cite que polio	0,5 %
Cite seulement tétanos et polio	1,7 %

Après regroupement, on observe que :

– seulement 29% de la population savent que la vaccination anti-tétanique ou la vaccination contre la polio sont recommandées par le calendrier vaccinal ;
– si 8,5% de la population citent ces deux vaccinations, comme d'autres sont également citées, on peut conclure que moins de 2% de la population sont parfaitement informés et pouvaient citer tétanos et polio comme vaccinations susceptibles d'êtres pratiquées à l'âge adulte.

En utilisant des modèles logistiques comparant ceux qui ont cité les deux vaccins à tous les autres, on s'aperçoit d'un certain nombre d'effets significatifs parmi lesquels on peut citer en particulier :

Des effets significatifs positifs

– l'âge (plus on est jeune, mieux on sait),
– le genre (les femmes sont mieux informées que les hommes),
– la nationalité (les Français de naissance ont une meilleure connaissance que les Français naturalisés et les étrangers),
– le fait de ne pas vivre seul,
– le niveau d'instruction (plus on est diplômé, mieux on sait),
– le travail actuel ou passé dans le domaine de la santé.

Il est intéressant aussi de constater que si l'on ajoute dans le modèle la variable « a eu les deux vaccinations au cours de l'année », celle-ci a bien évidemment un effet très significatif (on sait d'autant mieux que ces deux vaccins sont recommandés et obligatoires qu'on les a reçus au cours de l'année). En revanche, l'adjonction dans le modèle de cette variable ne modifie en rien la valeur prédictive des autres variables évoquées précédemment (le niveau d'instruction, le fait de travailler dans le secteur de la santé, etc.).

Enfin, pour conclure, lorsque l'on utilise un modèle logistique qui compare ceux qui ont été vaccinés contre le tétanos ou la polio à ceux qui n'ont reçu aucune vaccination, les principaux effets significatifs sont :

– l'âge (plus on est jeune, plus on est vacciné),
– le genre (les hommes le sont plus que les femmes),
– la catégorie socio-professionnelle ouvrier (sans doute en raison des risques professionnels et de l'accès à la médecine du travail).

Et des variables non significatives

En revanche, ni le niveau du revenu, ni le niveau d'instruction, ni le fait d'avoir eu une activité professionnelle dans des secteurs de la santé n'ont d'influence.

J'ajouterai enfin pour terminer que la vaccination contre l'hépatite B est massivement marquée par des effets de niveau d'instruction et d'accès à une mutuelle, alors que la vaccination contre la grippe est plutôt liée à un effet de niveau d'instruction relativement bas, comme si la réticence majeure à cette vaccination venait des groupes les plus éduqués et qui se pensent probablement les moins à risque, en raison de leur état de santé au moment où l'enquête a été réalisée.

Les enjeux stratégiques des politiques vaccinales

Michèle Boccoz
Institut Pasteur

Les enjeux stratégiques des politiques vaccinales représentent un très vaste sujet que j'ai essayé de cibler sur une des problématiques précédemment citées par Claude Le Pen : j'aborderai, en particulier, la question de l'accès aux vaccins et de la politique vaccinale pour les pays du Sud.

L'impact de la santé sur l'économie

Les pays riches, nous le savons, investissent davantage dans le domaine de la santé que les pays du Sud. Les populations des pays du Nord sont mieux soignées que celles des pays en développement. La santé dont l'impact est majeur sur l'économie a donc également un impact important sur la capacité de développement de ces pays.

Principales causes de décès en Afrique : paludisme,...

La très grande majorité des cas de paludisme (90%), par exemple, surviennent en Afrique sub-saharienne, avec 300 à 500 millions de cas par an, dont 1 à 2 millions de morts. C'est une des trois maladies qui tuent le plus, elle touche principalement les enfants, et, en particulier, ceux qui ont moins de 5 ans. Mais on sait peut-être moins qu'elle entraîne aussi des pertes de PIB, de l'ordre de 2% à 4%, et des retards de développement majeurs dans les pays de cette zone. Jeffrey Sachs, dans le rapport qu'il a fait dans le cadre de la Commission macro-économie et santé, les a évalués à 11 millions de dollars par an en Afrique, ce qui représente une somme considérable.

… VIH, …

Il en est de même pour le VIH : sur les 40 millions de personnes atteintes, 95% se trouvent dans les pays du Sud, où il tue 2,2 millions de malades par an. La perte du PIB est évaluée à 1,7%. Le VIH entraîne également une baisse de l'espérance de vie de dix ans depuis le début de l'épidémie, cette espérance de vie étant actuellement en moyenne de 43 ans pour l'Afrique.

… et tuberculose

Un autre exemple est celui de la tuberculose, avec 1,7 million de morts par an et le coût de plus d'un million de dollars par an en pertes économiques.

La *Figure 1* montre les principales causes des 11 millions de décès d'enfants par an. Nous voyons, par exemple, que la rougeole qui ne représente plus un problème dans nos pays tue encore presque 700 000 enfants chaque année dans les pays en développement, alors qu'un vaccin existe et qu'il pourrait protéger efficacement ces enfants.

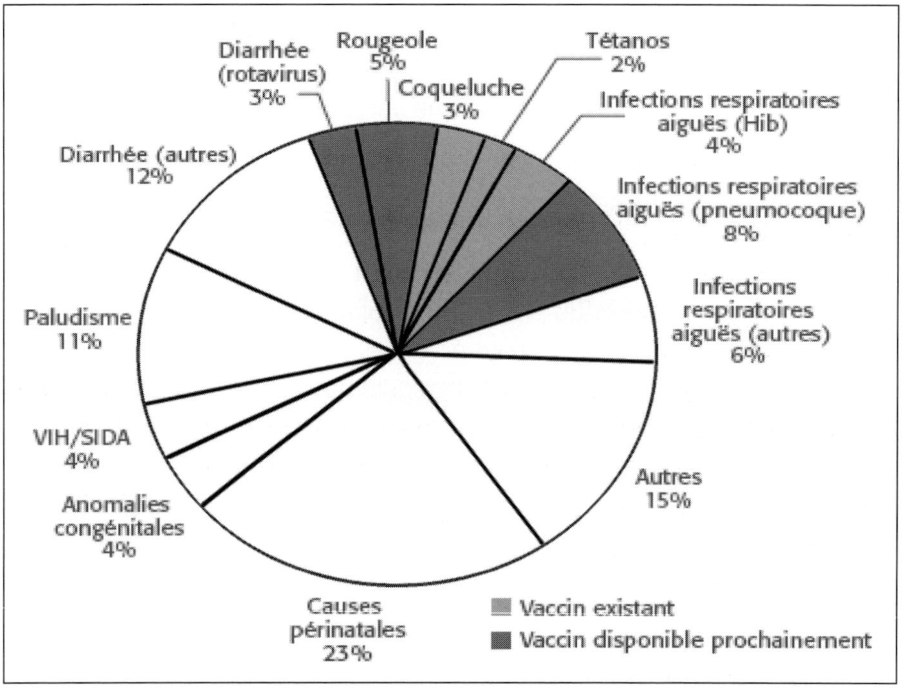

Figure 1. Onze millions de décès d'enfants par an, en raison de la pathologie.

Les pays où les enfants ne sont pas vaccinés sont indiqués sur la *Figure 2* : il s'agit là encore essentiellement de l'Afrique sub-saharienne, de l'Asie du Sud-Est et des pays du Sud en général.

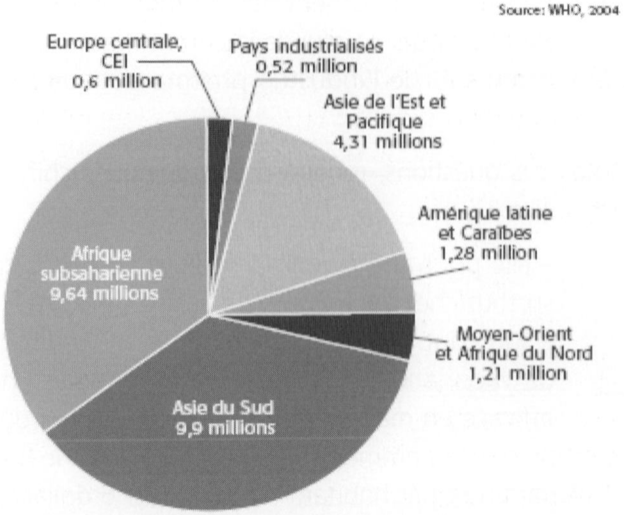

Figure 2. Les pays où les enfants ne sont pas vaccinés.

Le coût social et économique de la maladie est tout à fait considérable. Je me réfère de nouveau au rapport de Jeffrey Sachs pour énumérer les différents éléments qui permettent de calculer ce coût, et qui sont l'impact :

Les différents impacts de la maladie

– sur le bien-être : douleur, souffrance, perte d'années de vie ;
– économique, notamment dans les pays du Sud : coût des dépenses de santé sur les budgets publics, ainsi que sur les budgets des foyers en raison de l'absence de tout système de protection sociale ;
– en perte de revenu : perte d'années de vie, mortalité infantile, perte d'opportunités économiques, baisse de productivité (manque d'efficacité ou d'activité en cas d'atteinte de paludisme, par exemple) ;
– sur les générations futures : désorganisation sociale due au fardeau de la mortalité qui s'est beaucoup aggravée depuis la pandémie de sida, baisse de la capacité cognitive des enfants.

L'impact de la vaccination

Une logique contradictoire

Face à toutes ces données capitales pour les pays en développement, la vaccination est un moyen de protection très important, mais dont la logique est quelque peu contradictoire. On dit que la santé est un bien public mondial, mais la vaccination répond à une logique de marché. Alors quelles en sont les implications pour des pays pauvres qui accordent peu de moyens à la santé ? Quel est le rôle des différents acteurs ? Celui de la communauté internationale ? Et celui des producteurs et de l'industrie pharmaceutique ? Enfin, quel est l'impact sur l'avenir ?

Devant toutes ces questions, regardons les quelques chiffres qui concernent la vaccination :

La vaccination en chiffres

– elle pourrait prévenir 3 millions de morts chaque année, surtout chez les enfants de moins de 5 ans ;
– son coût est de 25 dollars par an. Le Programme élargi de vaccination est l'intervention la moins chère et la plus efficace en matière de santé pour les pays du Sud ;
– mais le coût de ce programme est encore trop élevé : le budget de santé dans les PMA par an et par habitant n'est que de 6 dollars ;
– enfin, on a constaté à partir du début des années 1990 une baisse du taux de la couverture vaccinale, avec 37 millions d'enfants non vaccinés.

Un bien public mondial

Nous pouvons dire également que la vaccination est un bien public mondial : elle ne protège pas seulement l'enfant ou l'adulte vacciné, mais aussi l'ensemble de la communauté, à partir d'un certain taux de couverture. Elle représente donc un enjeu de développement majeur pour les pays du Sud.

Le vaccin, un bien rare et cher

Augmentation des coûts et réduction des quantités

Qu'est-ce qui a provoqué une baisse de la couverture vaccinale depuis les années 1990 ? Il existait un programme très efficace, le *Children Vaccine Programme* (CVP), organisé par l'UNICEF et l'OMS. A cette période, et pour différentes raisons, financières en particulier, un coup d'arrêt a été donné à ces campagnes de vaccination. Il s'en est suivi :

– un accroissement de l'inégalité d'accès aux vaccins,
– une difficulté quant à la capacité de financement pour ces pays qui paient 80% des vaccins.

Le vaccin est alors devenu un bien rare et cher, avec des coûts de production qui ont augmenté dans ces années, et des quantités disponibles pour certains vaccins insuffisantes par rapport à la population toujours plus nombreuse de ces pays.

De nouvelles initiatives

Au début des années 2000, la situation sanitaire s'était considérablement dégradée, avec 3 millions de morts d'enfants qui auraient pu être évitées grâce à la vaccination. La communauté internationale se devait de réagir, et de prendre des initiatives pour enrayer cette catastrophe. C'est ainsi qu'au Forum de Davos a été lancé un nouveau modèle appelé GAVI. L'Alliance mondiale sur les vaccins et la vaccination, largement à l'initiative de Bill & Melinda Gates, a investi 750 millions de dollars dans un premier temps et mis en place de nouvelles règles de fonctionnement pour la communauté internationale, ainsi que de nouvelles règles de gouvernance qui associaient différents partenaires : les pays du Nord, les pays du Sud, les grandes agences internationales comme l'OMS, l'UNICEF, la Banque mondiale, mais aussi l'industrie pharmaceutique du Nord et du Sud et des agences techniques.

Lancement de GAVI

De nouveaux financements importants ont également été prévus, avec le développement d'un partenariat public-privé, telles des fondations privées en collaboration avec les gouvernements.

Mise en place de nouveaux financements

Aujourd'hui, de nouvelles initiatives se font jour : l'IFF-Im (*International Finance Facility for Immunisation*) déjà évoquée par Claude Le Pen, ainsi que l'AMC (*Advance Market Commitment*). Je reviendrai plus tard sur ces mécanismes.

Un bien public soumis aux lois du marché

La situation est aujourd'hui complexe : nous avons vu que la santé est un bien public, mais que la production des vaccins, comme celle des médicaments, répond aux lois du marché. Les vaccins peuvent être chers, et d'autant plus chers qu'aujourd'hui les normes de qualité les rendent beaucoup plus sûrs. Comment faire face à ces coûts ?

R & D dans les pays du Nord

La recherche et développement de nouveaux vaccins sont surtout le fait de l'industrie pharmaceutique des pays du Nord. Il y a peu ou pas de découvertes dans les pays du Sud. Il est donc important que l'innovation, la propriété intellectuelle puissent être protégées. Et comment parvenir à ce que les pays du Sud puissent accéder à ces nouveaux vaccins alors que leur développement donne lieu à des contraintes importantes ?

Des vaccins adaptés aux besoins des pays du Sud ?

Par ailleurs, les nouveaux vaccins sont-ils bien adaptés aux besoins des pays du Sud ? Ils semblent davantage développés en direction des pays du Nord et ne répondent pas toujours à des maladies qui sont de grandes causes de mortalité dans les pays en développement. Le Rotavirus® est maintenant apparu, mais il reste encore un certain nombre de pathologies pour lesquelles il faudrait investir dans la recherche, afin de développer de nouveaux produits, mais peut-être selon des normes différentes.

Comment rendre la vaccination plus accessible ?

Le rôle de la communauté internationale

Compte tenu de toutes les contraintes que nous venons de voir, c'est à la communauté internationale que revient le rôle de rendre la vaccination plus accessible aux pays du Sud.

Parmi les acteurs qui peuvent intervenir dans ce domaine, nous pouvons remarquer en particulier :

Les différents acteurs de la communauté internationale

- les grandes agences onusiennes : OMS, UNICEF,...
- la Banque mondiale et les autres bailleurs de fonds institutionnels,
- les partenariats public-privé : GAVI, GATB, etc.,
- l'industrie pharmaceutique.

Les moyens dont dispose la communauté internationale

Deux facteurs divergents

Les acteurs de la communauté internationale peuvent jouer sur deux facteurs divergents : la disponibilité et les prix. Comment réduire les prix pour les rendre plus accessibles ? Comment inciter l'industrie pharmaceutique à produire davantage ? Et comment techniquement parvenir à une augmentation de la production afin de couvrir une population très importante ? Philippe Monteyne a déjà évoqué cette question. Enfin, il faut agir sur l'amélioration des systèmes de santé qui se sont beaucoup dégradés dans les pays en développement, afin que l'accessibilité aux vaccins se fasse dans de bonnes conditions de sécurité pour tous les enfants de ces pays.

Le financement de la vaccination

Des prix différenciés ?

Pour agir sur les prix, il faut bien comprendre les contraintes des fabricants qui doivent répondre au normes, assurer un maximum de sécurité et financer l'innovation. Les règles de protection de propriété intellectuelle ont été discutées dans le cadre des accords TRIPS, dans le cadre de l'OMC et dans celui de l'OMS. Elles ont encore été discutées récemment dans le cadre de la dernière Assemblée mondiale de la santé. Une résolution est passée sur le sujet « santé publique, innovation et propriété intellectuelle », avec des groupes de travail qui vont se réunir pour essayer d'avancer sur cette question difficile : peut-on faire des prix différenciés ? Peut-on avoir des politiques spécifiques dans des cas de pandémie ou des cas de problèmes de santé publique majeurs dans des pays du Sud ?

Et des politiques spécifiques ?

Il faut aussi essayer de jouer sur les garanties de quantité d'achats. Garantir des marchés financiers sur le long terme est une façon d'inciter l'industrie pharmaceutique à produire en plus grande quantité.

Le développement de la production au Sud

Les options les plus économiques

Envisager de développer la production dans les pays du Sud passe tout d'abord par la définition des options les plus économiques pour la fabrication des vaccins. Certains de ces pays, comme l'Inde ou le Brésil, développent une capacité de production, mais souvent sur des vaccins anciens (vaccin monovalent contre la rougeole, par exemple, qui est maintenant presque exclusivement produit en Inde), ou des vaccins de ce type.

Il faut également développer les fabrications locales et les transferts de technologie pour des fabrications à moindre coût. Nous savons que l'UNICEF achète déjà très largement chez les nouveaux producteurs du Sud.

Répondre aux normes internationales

Par ailleurs, les normes internationales en vigueur représentent une grande difficulté. Elles sont édictées pour protéger les consommateurs, c'est-à-dire des gens en bonne santé, et doivent donc être extrêmement protectrices. Mais en même temps, parce qu'elles sont très élevées, elles constituent un frein pour l'accès au marché des nouveaux producteurs des pays du Sud, car elles augmentent considérablement les coûts d'investissement initiaux et les coûts de production. Cette problématique est très complexe, car on ne peut se permettre d'avoir des normes à deux vitesses, qui protègeraient davantage certaines populations que d'autres. Une sérieuse réflexion a donc été lancée sur ce sujet et doit être poursuivie par les agences internationales, en particulier, et par les agences comme GAVI.

La solvabilisation des Etats

Il est important aussi de pouvoir aider les pays du Sud à accroître leur solvabilité, afin de parvenir à payer les vaccins dont leurs populations ont besoin, alors que leurs budgets ne le permettent pas. Une aide directe de la communauté internationale est donc nécessaire. Or, nous avons vu dans la présentation de Claude Le Pen que cette aide publique au développement stagne. L'objectif de 0,7% du PIB qui avait été fixé par l'OCDE n'est toujours pas atteint.

Des financements plus créatifs

La solvabilisation des Etats pourrait passer par une recherche de modes de financement plus créatifs, au travers, par exemple, de politiques de conversion de dette, comme nous en avons vu ces dernières années, qui ont été consacrées aux secteurs de l'éducation et de la santé.

Une logique de développement durable

Une autre mesure d'aide consisterait à mettre en place une logique de développement durable. Protéger la santé représente aussi en quelque sorte un investissement durable, car des populations en meilleure santé permettront un développement de leur pays beaucoup plus satisfaisant.

La mise en œuvre de campagnes de vaccination

Une couverture vaccinale de 80/80

Les communautés internationales doivent organiser des campagnes de vaccination, y compris dans les pays où règne l'instabilité politique. L'objectif est d'atteindre une couverture vaccinale de 80/80, c'est-à-dire de parvenir à ce que 80% de la population soit protégée dans 80% des districts dans les pays en développement.

Pour atteindre cet objectif, il faut améliorer la sécurité vaccinale : maintien de la chaîne du froid, même dans des zones très isolées, ce qui n'est pas facile à garantir et qui suppose d'avoir de bons outils de contrôle. Il faut également assurer un suivi de ces campagnes de vaccination.

L'amélioration des systèmes de santé

Des politiques économiques lourdes de conséquences

Cette question se pose depuis le milieu des années 1990. Certaines politiques économiques, dont les politiques d'ajustement structurel menées par la Banque mondiale et le FMI, ont eu un impact dévastateur sur les systèmes de santé. Ces politiques ont entraîné une baisse des investissements publics, en particulier dans le secteur de la santé. Cette diminution, extrêmement importante pendant quelques années, est aujourd'hui très lourde de conséquences. Dans un grand nombre de pays du Sud, les systèmes de santé sont très faibles, et il est impérieux de ré-investir pour les restaurer et leur permettre d'assurer la couverture minimale dont ils ont besoin.

Une autre nécessité pour ces pays est une aide au renforcement de leur capacité à optimiser l'impact de la vaccination et éviter les gaspillages. Nous avons déjà évoqué la chaîne du froid ; mais d'autres mesures, mineures parfois, comme un système d'étiquetage qui garantit la bonne protection des vaccins, peuvent participer à l'amélioration.

Absence de systèmes de protection sociale

Enfin, l'absence de systèmes de protection sociale pèse lourdement sur l'accès des populations aux systèmes de santé, et tout particulièrement sur celles qui sont les plus vulnérables et les plus pauvres.

La politique vaccinale aujourd'hui

Un modèle remis en cause

La politique vaccinale qui a débuté en 2000 avec GAVI visait à aider les soixante-quinze pays les plus pauvres dans le monde et les moins développés à financer leurs systèmes de santé. Ce modèle qui a permis de faire remonter la couverture vaccinale dans un grand nombre de pays sur une courte période (sept ans) est maintenant remis en cause par les pays du Sud. Ceux-ci estiment que le choix de leurs propres politiques vaccinales leur échappe dans la mesure où c'est la communauté internationale dans son ensemble qui décide des vaccins prioritaires pour eux. Ils se demandent si ce sont bien les priorités de leurs populations et s'ils auraient fait les mêmes choix s'ils avaient pu décider eux-mêmes.

Nécessité d'une réflexion stratégique

Ces questions apparaissent de manière tout à fait récente comme une véritable problématique dans les relations avec les ministères de la Santé des pays en développement. Ces derniers voient comme une fuite en avant l'accès aux nouveaux vaccins demandés par la communauté internationale, par exemple le Rotavirus®. Ils souhaitent bien évidemment faire vacciner leurs enfants, mais ils se rendent compte que le coût de ces vaccins est très élevé par rapport à leurs capacités de financement. Et ils se demandent comment continuer à protéger leurs enfants, alors qu'ils savent qu'à terme, lorsque les financements GAVI ou les financements internationaux vont baisser, leur budget public national ne le permettra sans doute pas. Une réflexion stratégique s'impose devant cette véritable question.

Le coût des nouveaux vaccins est un enjeu économique – nous avons déjà évoqué ce point : l'innovation a besoin d'être financée par la protection de la propriété individuelle (sans laquelle il n'y aurait plus de découvertes et donc plus de nouveaux vaccins), alors que les moyens sont encore trop réduits au Sud.

La communauté internationale essaie de répondre en mettant en place de nouveaux mécanismes : l'IFF-Im et l'AMC.

L'IFF-Im, intrument d'« investissement social »

• L'IFF-Im, *International Financial Facility for Immunisation*, vient d'être créé largement à l'initiative des Britanniques et des Français qui y investissent d'importants moyens. Il s'agit d'un programme basé sur des engagements financiers à long terme d'Etat. Aujourd'hui, la Grande-Bretagne, la France, l'Italie, l'Espagne, l'Afrique du Sud, la Suède ont été les premiers à s'engager. Mais l'IFF-Im vise également à lever des fonds de manière immédiate afin de pouvoir mener très rapidement des campagnes de vaccination contre la poliomyélite et la fièvre jaune, par exemple. Grâce à sa garantie du fait des engagements des Etats, l'IFF-Im peut émettre des obligations sur les marchés financiers, en direction des investisseurs, afin de mobiliser rapidement des sommes très importantes. Le premier appel de fonds a eu lieu en novembre 2006 et a couvert un milliard de dollars en à peine quelques jours. Cela montre bien qu'il y a une sensibilisation des financiers et des économistes sur ces questions, et le rôle d'instrument d' « investissement social » que joue l'IFF-Im. Nous verrons peut-être à terme les limites et les critiques de cette approche créative, car rien n'est jamais parfait !

L'AMC, basé sur des mécanismes de marché

• L'AMC, *Advance Market Commitment*, est un mécanisme en cours de mise en place pour répondre au problème du financement de l'innovation tout en garantissant l'accessibilité des vaccins aux pays du Sud. L'idée est d'assurer des marchés à long terme pour réussir à combler le fossé entre le coût de production des vaccins et la capacité de financement des pays visés. Nous allons voir si cette nouvelle initiative basée sur des mécanismes de marché très intéressants va réussir à se lancer et vraiment répondre à ces besoins. Mais, quoi qu'il en soit, elle montre toute l'imagination dont essaie de faire preuve la communauté internationale pour régler ces difficultés.

Les enjeux visés par le développement de ces nouvelles politiques sont majeurs :

- impact de la santé sur le développement économique,
- stabilité sociale,
- stabilité internationale,
- protection des intérêts de sécurité nationale.

Nouvelles menaces, nouveaux enjeux

La question de l'accès aux souches…

Les nouveaux risques pandémiques – grippe aviaire, SRAS – font naître de nouveaux débats, parmi lesquels une question soulevée lors de la dernière Assemblée mondiale de la santé : celle de l'accès aux souches des virus. Les pays du Sud les considèrent comme un bien qui, d'une certaine façon, leur appartient et qu'ils donnent à la communauté internationale au travers des Centres collaborateurs de l'OMS. Ils estiment qu'ils donnent une richesse, mais en contrepartie de ce partage international, quelle est la garantie d'accès de leurs populations aux vaccins contre ces nouvelles pandémies ? A quel coût ? En quelle quantité ? Et comment les choix seront-ils faits ?

L'Indonésie a ainsi décidé de ne plus mettre ses souches à la disposition du système international. Mais elle a conclu un accord avec un partenaire de l'industrie pharmaceutique qui lui garantit, en cas de découverte d'un nouveau vaccin, l'accès à ce vaccin.

… un enjeu économique et stratégique

Aujourd'hui, ce débat est devenu un véritable enjeu, économique d'abord et aussi stratégique. Les pays du Sud sont de plus en plus conscients de leur apport à la connaissance et à la recherche de la communauté internationale. Ils souhaitent donc que l'on tienne compte de leurs besoins et qu'on leur permette l'accès aux vaccins. Pour celui qui découvre un nouveau vaccin dans un cas de pandémie, l'intérêt économique est majeur, mais l'enjeu stratégique également : sa population sera la première bénéficiaire du nouveau vaccin, et il pourra ensuite décider de qui pourra ou ne pourra pas être vacciné.

Cette question – qui décide qui a accès à quels vaccins – je ne suis pas sûre de pouvoir y répondre, mais elle sera peut-être à aborder dans le débat qui va suivre.

Bioterrorisme : rôle de l'Etat dans la prévention des risques

Bernard Besson
Secrétariat général de la Défense nationale

J'ai, pendant de nombreuses années, participé à la lutte antiterroriste, et lors des colloques internes que nous tenions dans le cadre des services de renseignements et des services répressifs, le vocable « bioterrorisme » a été très peu utilisé. Nous n'avons jamais arrêté de « bioterroristes ». Il me semble donc intéressant et significatif que ce soit vous qui abordiez cette question du bioterrorisme, plutôt que les acteurs de la lutte antiterroriste. Cela n'est peut-être pas surprenant, car les fantasmes sont des acteurs durables.

Les dangereux fantasmes...

Pour préparer cette intervention, j'ai regardé ce que nous avons fait dans ce domaine, et je me suis aperçu que la communauté scientifique avait largement éclairé l'Etat sur les réalités et les limites en matière de bioterrorisme. Et même s'il s'agit de fantasmes, les fantasmes sont dangereux. Le sida a bien été évoqué comme relevant du bioterrorisme d'Etat.

... d'une opinion publique angoissée

Ce que l'on raconte sur le bioterrorisme dans les séries télévisées, les médias ou la presse relève beaucoup plus de l'inconscient collectif que de discussions scientifiques. Le bioterrorisme relève des problèmes de communication gouvernementale. Que dire face à une opinion qui est angoissée ?

Etat de la menace bioterroriste

Les premières alertes au charbon

C'est à partir de 1999, date du premier plan Biotox, que l'on a commencé à s'intéresser à la menace bioterroriste en France. C'est après les attentats du 11 septembre qu'apparaissent aux Etats-Unis les premières alertes au charbon contenu dans des enveloppes, dès le 26 septembre. Cette menace impressionne considérablement l'opinion française.

Le ministère de la Santé et le Service de santé des Armées débloquent immédiatement des fonds, étant en cela des précurseurs : 150 millions d'euros ont alors permis d'acquérir un stock d'antibiotiques qui seraient utilisés en cas d'attaques par des ULM, ces petits avions ultra-légers que l'on soupçonne d'être abrités dans les banlieues parisiennes et qui pourraient survoler la ville en lançant des spores de charbon. A l'époque, les cabinets ministériels avaient pris cette crainte très au sérieux.

Les exemples du passé

Virus, bactéries et toxines n'ont été mis en œuvre de manière systématique qu'une seule fois dans une logique de terrorisme d'Etat lors de la Seconde Guerre mondiale.

Virus

Le Japon, avec l'unité 731 en Mandchourie, avait été le seul pays à envisager une guerre bactériologique à grande échelle. Cette terrible affaire est malheureusement un événement bien concret : les parachutistes russes débarqués dans l'unité japonaise 731, suite à la déclaration de guerre de la Russie au Japon en 1945, ont découvert que des prisonniers russes, anglais, américains, canadiens servaient de cobayes pour des tests qui faisaient partie d'un programme de terrorisme d'Etat avoué par l'armée japonaise. Ces expériences horribles, dont les auteurs ont été jugés et condamnés, ont terrifié le monde.

Bactéries

Plus tard, pendant la guerre froide, on sait que les Russes ont modifié un bacille du charbon dans le but de provoquer des hémorragies multiples. Ce sont les scientifiques qui, par leur collaboration avec le Secrétariat général de la Défense nationale, ont attiré notre attention sur ce point.

Qui possédait des armes bactériologiques ? Qui n'en possédait pas ? Des accusations étaient lancées. Mais nous sommes dans la totale incertitude sur ce qui reste en termes de stocks ici ou là. Notre principale crainte concernait les « stocks » de variole que l'URSS d'alors avait vendus à la Chine et à la Corée du Nord.

On a parlé également de modifications génétiques des insectes dans une perspective, par exemple, de terrorisme agricole. Rien n'est venu étayer cette hypothèse.

Toxines

Enfin, nous connaissons quelques cas, bien que rares, d'empoisonnement par des toxines, ces produits sécrétés par des êtres vivants (moules, plantes, comme les graines de ricin). Nous avons relevé un cas d'empoisonnement de réseaux d'eau en Algérie, qui n'a pas fait de victimes, et un autre en Turquie où l'on en a compté un certain nombre.

Gaz sarin

Nous pouvons également nous souvenir de l'empoisonnement de l'air dans le métro de Tokyo où le gaz sarin, heureusement de mauvaise qualité et mal utilisé, avait été employé par la secte Aoun, faisant 12 morts et 5 500 blessés. Cette même secte avait déjà employé un camion avec du gaz et un ventilateur pour empoisonner des juges lors d'un procès. Il y avait eu 7 victimes et 300 personnes hospitalisées.

Une tragédie s'est déroulée dans un théâtre de Moscou en octobre 2002, où un gaz, également mal dosé, a été utilisé pour essayer de neutraliser des preneurs d'otages, tuant autant de spectateurs que d'agresseurs.

Bombes à retardement

Pour ma part, je n'ai jamais été confronté à ce fléau. Lorsque l'on s'intéresse à ce problème, on s'aperçoit qu'il existe heureusement des contre-mesures qui se révèleront très difficiles d'emploi. Il existe, à côté de ce danger, de véritables bombes à retardement aux coins de nos rues : les installations classées, laboratoires P4, les AZF et autres Seveso 1 et Seveso 2 qui sont particulièrement dangereux. Nous savons que les terroristes s'y intéressent, et nous travaillons donc actuellement sur ces pistes.

La grippe aviaire

Mise en place d'un plan interministériel

Cette pathologie n'entre pas véritablement dans le champ du bioterrorisme, mais l'Etat a pris en compte très sérieusement cette menace. Dès 2004, un plan interministériel prévoyant des exercices nationaux et régionaux a été mis en place par le Secrétariat général de la Défense nationale. En août 2005, M. Didier Houssin a été nommé délégué interministériel à la lutte contre la grippe aviaire. L'an dernier, un exercice a été mené au Havre non seulement auprès de la population, mais également en direction des entreprises et des administrations, avec pour objectif d'assurer la continuité de leurs services (plans de ramassages, transports de substitution, ruptures d'approvisionnement, ...). En effet, en cas de mutation du virus et donc de transmission d'homme à homme, la vague de panique qui en résulterait aurait des conséquences beaucoup plus importantes dans le domaine de l'économie, de la sécurité, de la sûreté que dans le domaine médical. Le plan a bien pris ces données en compte et prévoit un certain nombre de situations, se traduisant par une montée en puissance en fonction des indications que la communauté scientifique nous donnera le moment venu et des précautions à prendre au fur et à mesure de l'avancée d'une pandémie mondiale. Il s'agit là d'une véritable collaboration entre les industries et l'Etat pour prendre toutes les décisions qui s'imposeront et dire ce que l'on va faire.

Une collaboration Etat-industries

Nous rentrons là dans le problème de la communication : qu'est-ce que l'Etat doit dire face à une pandémie, face à un problème qui appelle peut-être des vaccinations ? Mais comment le dire ? Comment communiquer ? Cette question doit être abordée de manière très sérieuse car les dérapages dans ce domaine ne pardonnent pas, et l'Etat est en charge de l'ordre public.

Comment communiquer ?

Il convient, enfin, de noter que la grippe aviaire aura été, après la crue centenaire de Paris, la seconde occasion pour l'Etat de prévoir des scenarii de grande ampleur et, notamment, de se préoccuper de la continuité de la vie économique et administrative.

Une présentation substantielle de ce plan figure sur le site gouvernemental : www.grippeaviaire.gouv.fr

Le dispositif de l'Etat face au bioterrorisme

L'Etat dispose d'un détachement central interministériel d'intervention technique qui est une unité permanente composée d'éléments venant de la police, du ministère de la Santé et de la Défense.

La gendarmerie a son propre dispositif d'intervention ainsi que les sapeurs pompiers de Paris et de Marseille. Ils sont préparés à ce type de menace et disposent d'équipements et de protections adaptés.

Un dispositif national...

Il existe deux unités de la Sécurité civile, une à Nogent et l'autre dans le Var, qui sont spécialisées dans ce genre d'intervention.

Enfin, l'armée dispose d'un régiment NRBC et de cinquante unités de décontamination.

... en réponse de l'Etat à la menace

Ce dispositif national est coordonné au ministère de l'Intérieur et au ministère de la Défense par deux cellules qui centralisent et analysent l'information. Il est plus ou moins efficace et plus ou moins adapté, mais il représente la réponse de l'Etat à cette menace, qu'elle relève du fantasme ou de la réalité.

Que faire en amont du terrorisme ?

Une nécessaire relation avec la communauté scientifique

La lutte contre le bioterrorisme, comme la lutte contre le terrorisme d'autre nature, relève essentiellement en amont des services de renseignements. L'organisation de ces services est confrontée à de réels problèmes et, aujourd'hui, un service de renseignements sur un sujet aussi délicat et aussi complexe est démuni. Il ne peut agir que dans une relation avec la communauté scientifique, en raison de la vitesse d'évolution et de la complexité de ces situations. Seule la communauté scientifique est en mesure de formuler un certain nombre d'interrogations dont les services de renseignements ont besoin.

L'analyse du 11 septembre

Après les attentats du 11 septembre, le Congrès des Etats-Unis a mené une enquête pour savoir pourquoi les services secrets n'avaient pu les déjouer. Et comme le font souvent les Américains, de manière très transparente, on a découvert que ces services secrets étaient très cloisonnés, qu'il n'existait pas de mémoire centralisée, ni de capacité d'analyse cartographiée, et que finalement ils manquaient d'imagination et d'analystes. Ils ne manquaient pourtant pas d'informations.

On savait qui étaient les membres des commandos, on savait qu'ils s'entraînaient dans tel ou tel endroit, qu'ils apprenaient à piloter des avions, on savait même qu'ils se préoccupaient peu de les faire atterrir. Mais toutes ces informations étaient transmises à des gens incapables de se poser des questions stratégiques, religieuses et politiques.

Le Congrès a conclu que si, au lieu de se poser des questions juridiques et techniques, ses services s'étaient attachés à des aspects culturels et religieux, peut-être aurait-on pu percevoir la stratégie d'Al-Quaïda. Ce n'est pas l'information qui a manqué, mais un dialogue avec la communauté scientifique, et la communauté d'experts qui auraient pu resituer les éléments dans un contexte plus large.

Se poser les bonnes questions au bon moment

L'exercice du renseignement dans une démocratie est quelque chose de très encadré, de très difficile, qui attire de moins en moins de vocations. Malgré les satellites qui permettent de tout voir et de tout entendre, les services peuvent ne rien comprendre car malgré les apparences, ils sont isolés et enfermés dans des réflexes bureaucratiques. Alors, si ces services sont isolés, ils ont beau avoir tous les satellites, tous les systèmes d'écoute, ce ne sont pas les satellites, ni le systèmes d'écoute qui font le succès de la lutte antiterroriste. Le succès est dû aux bonnes questions que l'on se pose au bon moment. Et pour cela, il faut être ouvert à des experts et sur la société. Le secret, qui est consubstantiel à la culture de ces services, est un facteur de cloisonnement qui, paradoxalement, assèche le cloisonnement.

En conclusion

Une vision internationale et un appel à collaborer

Grâce à votre invitation à cette Journée, je porte la parole de mes confrères des services de renseignements que j'ai quittés il y a quelques années, pour vous transmettre leurs problèmes et leurs interrogations. Je suis heureux de vous parler du bioterrorisme et de vous laisser ce message : nous ne pouvons agir seuls, nous ne sommes ni médecins ni pharmaciens et nous avons besoin de vous, les scientifiques, pour nous aider à formuler aussi les questions qui sont de votre domaine de compétences. L'efficacité de la lutte passe par un contact permanent avec les autorités sanitaires et les industriels sur l'ensemble de la planète.

Questions - Discussion

Les trois premières questions s'adressent à Philippe Monteyne. Les participants aimeraient qu'il aborde la question des réactions de la communauté médicale et universitaire face aux nouvelles technologies. Puis il est interrogé sur le thème du bénéfice/risque, et sur ce qu'il en est aujourd'hui du vaccin contre l'hépatite B et la sclérose en plaques à partir des études qui ont été menées. Et encore, sur ce même thème, quel est le bénéfice/risque dans le vaccin anti-rougeole après l'âge de 4 ans eu égard à l'encéphalopathie post-vaccinale ? La dernière question peut également être posée à tous les intervenants : observe-t-on des différences significatives de politique vaccinale et de calendrier vaccinal entre les pays développés ?

Philippe Monteyne. Concernant la réaction de la communauté médicale et universitaire face aux nouvelles technologies, je crois pouvoir dire que ses membres en sont évidemment responsables et donc très fiers. Je suis en charge du développement mondial des vaccins GlaxoSmithKline, et nous avons pour réussir cette mission environ 1 500 scientifiques au sein de notre société. Nous ne nous reposons pas seulement sur les acquis, et sur la connaissance des personnes de l'entreprise. Mais nous continuons à nourrir ces scientifiques en travaillant avec le monde académique et les sociétés de biotechnologies. Nous investissons plus de 40% de notre budget recherche dans de telles collaborations, et nous devenons donc co-responsables avec la communauté universitaire. En revanche, il existe de très grandes différences entre le médecin expert ou académique et le médecin praticien, qui se traduisent essentiellement, en ce qui concerne ce dernier, par un très grand manque d'informations sur les nouvelles technologies et les nouvelles possibilités de vaccination.

La seconde question sur le thème du bénéfice/risque avec l'exemple de la vaccination hépatite B et sclérose en plaques est très intéressante, mais je dirais tout d'abord qu'il n'y a qu'en France que cette question est encore posée. Il existe malheureusement certaines crises très localisées, qui continuent à marquer l'opinion publique. De grandes études épidémiologiques ont pu résoudre, pour autant que l'on puisse le faire, cette question. Mais la population plus générale a besoin de beaucoup de temps pour réagir. C'est ainsi qu'en France, au vu des cas qui ont été rapportés en relation temporelle, et en dépit des réponses rassurantes des experts suite aux études, la population n'est pas totalement rassurée. Il existe bien sûr des effets secondaires aux vaccins et de rares réactions anaphylactiques. Vous avez cité le cas des encéphalopathies rougeoleuses post-vaccinales. Il y a une série de choses qui sont bien réelles, connues et rapportées, heureusement rares, et qui, aujourd'hui, ne posent pas de problèmes dans la balance bénéfice/risque de la vaccination. Et pour l'ensemble du calendrier vaccinal, la balance pèse très largement en faveur du bénéfice plutôt que du risque.

On me demande enfin s'il n'est pas ambitieux de vouloir couvrir des vaccins contre des maladies qui tuent 90% des enfants. Oui, c'est extrêmement ambitieux, et c'est justement cela qui nous motive. Il est vrai que les chances de succès ne sont pas identiques pour tous les vaccins. Nous croyons beaucoup à celui qui est en cours de développement contre le paludisme car il est à ce jour très avancé. Pour le VIH, il m'est difficile d'entrer dans le détail car nous avons beaucoup moins de preuves, mais nous avons bon espoir, aussi bien au niveau des scientifiques que des industriels, qu'un jour nous allons y arriver.

*

* *

Les deux questions suivantes sont posées à Jean-Louis Lanoë :

1. Le faible taux de couverture vaccinale n'est-il pas dû également à l'efficacité des vaccins ? A partir du moment où le risque a disparu (par exemple, polio), pourquoi se faire vacciner ?
2. Ne pensez-vous pas que le fait que 67% des adultes n'observent pas les rappels vaccinaux soit aussi dû à la séparation entre préventif et curatif qui existe en France, ainsi qu'au paiement à l'acte, système spécifique à l'environnement hexagonal ?

Jean-Louis Lanoë. Concernant la faible couverture vaccinale en raison de l'efficacité des vaccins, et donc la quasi-disparition de certains problèmes de santé – la poliomyélite en particulier –, je pense que ce que l'on a vu comme résultat dans l'enquête suggère que cette question est probablement à renvoyer au calendrier vaccinal. Il me semble légitime de penser que si les médecins n'encouragent pas particulièrement les adultes à se faire vacciner, c'est qu'eux-mêmes ne jugent pas que cette vaccination est absolument indispensable. Je me pose donc la question de savoir pourquoi en 2003 elle figurait encore au calendrier vaccinal. En revanche, le plus grand nombre de personnes qui se font vacciner contre le tétanos manifeste la présence d'un risque plus tangible, mieux adapté ou plus largement perçu par les médecins comme devant faire l'objet d'une prévention.

Le second point est un peu de même nature. Mais il commence par un questionnement autour du 67% que j'évoquais dans ma présentation, comme s'il correspondait à un 67% de non-couverture vaccinale. Alors que ce chiffre correspond à 67% de gens qui ne savent pas qu'il existe des vaccinations préconisées par le calendrier vaccinal. Il me semble que, là encore, ce fort pourcentage suggère un manque d'information de la population à travers, notamment, le corps médical qui ne semble pas faire de ces vaccinations un enjeu décisif dans la prise en charge de la population. Quant à savoir si ce fait a un rapport avec le paiement à l'acte ou la logique de division entre préventif et curatif, je pense qu'il ne serait pas raisonnable de trancher là-dessus. Il me semble qu'il faut davantage y voir une sorte de preuve qu'il n'existe pas de raison majeure pour le corps médical d'informer et de faire prévaloir l'intérêt de ces vaccinations pour une grande partie de la population, sans doute en l'absence de risque. N'ayant pas de compétence scientifique particulière dans ce domaine, ma réponse est ce que le bon sens me suggère devant ces chiffres.

Fatima Kartoum, *médecin de santé publique, Mutualité française*. Effectivement, j'ai bien compris que ce n'est pas 67% de non-vaccinés, mais 67% de non-informés parmi les adultes des rappels qu'ils devraient avoir pour certaines vaccinations. Et je posais la question afin de savoir pourquoi il n'y avait pas eu d'études auprès de praticiens. Pour que l'évaluation soit vraiment parlante et que vous n'ayez pas seulement à apporter une réponse de bon sens, cette enquête faite auprès de la population générale n'aurait-elle pas due être également menée auprès des médecins ? Cela aurait permis de répondre à l'hypothèse qui se pose en France de l'absence de volonté politique de santé publique globale, avec cette séparation entre préventif et curatif. Observer l'investissement dans le domaine de la prévention est un élément qui est déjà fortement parlant. C'est dans ce sens que je voulais attirer votre attention pour savoir si, effectivement, il n'aurait pas été complémentaire de mener une étude auprès des deux populations cibles.

Jean-Louis Lanoë. Pour de nombreuses raisons, il était très difficile d'aller plus loin sur le sujet des vaccinations dans l'enquête décennale santé. Il me semble que c'est déjà bien d'avoir pu poser ces questions et d'obtenir quelques éléments de réponse. Pour répondre aux questions que vous posez, je pense qu'il faudrait peut-être ré-envisager de mener une enquête auprès d'un échantillon national représentatif de grande ampleur sur cette question de la vaccination, telle que je l'évoquais pour conclure la première partie de ma présentation.

*

* *

Une série de questions étaient ensuite posées à Michèle Boccoz :

1.Quelle est la couverture vaccinale des pays de l'Est, en lien avec l'évolution de leurs systèmes de santé ?
2. A partir de quel niveau de certitude sur la menace que représentent des agents émergents – le virus du Nil, la grippe aviaire – et dans quels délais les chercheurs s'orientent-ils vers la recherche de vaccins, c'est-à-dire à quel moment déclenche-t-on le phénomène de la recherche ?
3. Comment se fait le retour sur investissement dans une initiative de type IFF-Im ?
4. Dans une politique mondiale de vaccination, quelle est la part de la production et de la logique de distribution, et quelle est l'efficacité différentielle des vaccinations selon le niveau nutritionnel, culturel et éducatif des populations ?

Michèle Boccoz. La première question qui porte sur l'Europe de l'Est est une très bonne question. Je m'étais plutôt concentrée sur les pays du Sud, notamment l'Afrique, parce que c'est le continent qui paie le plus lourd tribut en matière de maladies infectieuses et que c'est celui qui a le plus besoin de politiques vaccinales. Mais il est parfaitement vrai qu'en Europe de l'Est on a vu aussi le taux de couverture vaccinale s'effondrer depuis le début des années 1990, c'est-à-dire depuis la chute des régimes communistes, puisque la protection sociale était complètement assurée par l'Etat dans ces systèmes-là. L'effondrement de la protection sociale et la chute très sensible de la couverture vaccinale ont entraîné la recrudescence d'un certain nombre de maladies comme la rougeole, la coqueluche, voire même la polio. Et l'on voit réapparaître en Europe de l'Est des maladies qui n'étaient plus un problème de santé publique. Les solutions sont plus difficiles parce que ces pays ne sont pas couverts par les programmes internationaux de type GAVI ou autre qui s'adressent à des pays qui ont un taux de PIB par habitant plus faible. Il revient maintenant aux gouvernements de remettre en place des budgets de santé publique et des programmes de vaccination. Il me semble que la situation est en train de s'améliorer. Et nous menons en ce moment des études épidémiologiques pour en vérifier l'impact sur les populations.

Ensuite, en ce qui concerne la recherche sur les pathologies émergentes et le moment où débute cette recherche, la réponse est très simple : la recherche commence immédiatement. La mobilisation de la communauté scientifique sur les pathologies émergentes est très rapide. J'ai évoqué, dans mon intervention, le problème de l'accès aux souches. Les chercheurs souhaitent les obtenir le plus vite possible, dès qu'une nouvelle maladie surgit quelque part, afin de pouvoir débuter très vite la recherche. Par exemple, pour la grippe aviaire, l'Institut Pasteur a commencé à travailler avec des équipes à Paris, et dans les Instituts du réseau. En Chine, en Corée, au Cambodge, notamment, la recherche a débuté dès que les premières souches ont été accessibles. Cela se fait évidemment en collaboration très étroite avec l'industrie pharmaceutique puisque l'Institut fait de la recherche en amont et qu'il passe le relais au producteur dès qu'il a réussi.

Le troisième point concernait l'IFF-Im et la question du retour sur investissement. Ce n'est pas l'objet de l'IFF-Im, dont le but est de trouver immédiatement les moyens de financer les programmes de vaccination qui sont nécessaires aujourd'hui. Comment mobiliser tout de suite des fonds dont les gouvernements ne disposent pas nécessairement ? Comment trouver des moyens supplémentaires ? Le mécanisme de l'IFF-Im se fonde sur des engagements des Etats sur des sommes très importantes. Le gouvernement français, par exemple, s'est engagé sur un milliard de dollars et sur une période longue (vingt ans) puisqu'il ne pourra débourser que par tranches sur cette période-là. Pour mobiliser les fonds, des obligations sont alors émises sur le marché financier. Les fonds qui sont ainsi recueillis tout de suite peuvent être utilisés immédiatement pour les campagnes de vaccination. Les contributions des gouvernements permettent ensuite de les rembourser. Ce n'est donc pas un mécanisme qui a vocation à rapporter des fonds, mais plutôt à permettre d'en mobiliser au moment où l'on en a besoin, c'est-à-dire immédiatement. Ces fonds entrent ensuite dans le circuit GAVI où ils sont utilisés dans les politiques de vaccination décidées dans ce cadre.

La question suivante qui m'est posée sur la part de production et de logistique de distribution dans les politiques vaccinales est vraiment très difficile et très large. Je crois que les politiques vaccinales sont composées de nombreux éléments : elles se fondent à la fois sur des éléments politiques, des décisions au niveau des organisations internationales, et des instances nationales de santé publique, ainsi que sur des éléments économiques. Evidemment, la production et l'accessibilité du vaccin sont des facteurs très importants, la production détermine le coût et la quantité de vaccins disponibles, ce qui est fondamental pour ces politiques et un point incontournable. Mais la distribution ne l'est pas moins, car ce qui est important, c'est que les vaccins puissent parvenir dans les pays auprès des populations qui en ont besoin. Je crois que la distribution est assez bien organisée au niveau des agences internationales et au niveau des gouvernements. Il existe les journées nationales de vaccination, avec des vaccinations massives par pays. Mais ce qui est plus complexe parfois, c'est la logistique que j'ai évoquée dans mon intervention : comment s'assurer que les vaccins sont bien protégés, que la chaîne du froid est respectée ? Ce n'est pas toujours très facile. Dans un pays comme le Laos, j'ai vu des personnels de santé transporter des vaccins dans des glacières sur leur dos pour accéder à des villages qui sont à plusieurs jours de marche. Beaucoup est fait aujourd'hui pour améliorer les techniques et garantir la sécurité des vaccinations. Un autre élément à prendre en compte dans les politiques vaccinales est l'aspect culturel. On a parlé de l'opinion publique. Dans les pays du Sud, il existe parfois des réticences à la vaccination, peut-être différentes de celles que l'on voit en Europe, mais qu'il faut prendre en compte aussi. Je pense à un exemple récent : dans un village africain, les femmes enceintes devaient se faire vacciner pour se protéger contre le tétanos néonatal. Brutalement, une rumeur prétendant que les femmes vaccinées allaient avoir une grossesse plus longue a interrompu la campagne de vaccination. La chance a permis de régler ce problème : la femme du chef, enceinte elle aussi, a accepté de se faire vacciner au milieu du village et toutes les femmes l'ont ensuite suivie.

Enfin, je ne suis pas sûre de pouvoir vraiment répondre à la dernière question sur l'efficacité différentielle. Effectivement, on constate que certains types de vaccins sont plus efficaces dans certains pays, cela existe pour le vaccin contre la coqueluche. Mais je laisse à l'expert le soin de répondre à cette question.

Philippe Monteyne. Au cours du développement des vaccins, des études cliniques sont faites dans le monde entier, et dans différents terrains épidémiologiques. La performance d'un vaccin peut varier suivant le terrain épidémiologique et en fonction des autres maladies infectieuses qui sont présentes et qui circulent dans le pays, mais heureusement, elle ne varie pas beaucoup. Nous savons, par exemple, que, dans le cas du rotavirus, le vaccin fonctionne encore mieux dans les pays riches, mais qu'il fonctionne très bien aussi – c'est là que l'on a commencé à le démontrer – dans des pays comme l'Amérique latine ou en Asie. Les études cliniques qui sont menées dans le monde entier n'ont pas nécessairement pour but d'économiser nos budgets pour la raison que cela coûterait moins cher dans certains pays. Importer dans certains pays toute la technologie d'une étude clinique pour suivre la vaccination n'est pas nécessairement intéressant sur le plan budgétaire. C'est, en revanche, extrêmement utile sur le plan des renseignements qu'elle apporte.

En ce qui concerne le pertussis cellulaire complet, la question est un peu plus complexe. Ce vaccin est certainement extrêmement performant, quel que soit le terrain épidémiologique. Il est cependant remplacé dans les pays les plus riches par l'acellulaire pour des raisons de confort et de réactogénicité locale (douleur, induration...). Mais son prix à payer est trop élevé pour les pays en développement. C'est l'un des rares cas où l'on ne développe pas le même vaccin pour les pays plus riches et les pays moins riches, sans que jamais cela ne nuise à la qualité de la protection. L'exemple dont nous parlons est celui de l'Infanrix® pour les pays riches, dont le pendant pour les pays en développement est le Tritanrix®, qui est tout aussi efficace.

*

...

Gérard Viens. Je souhaiterais poser une question à Bernard Besson : Comment la stratégie nationale de défense intègre-t-elle ou n'intègre-t-elle pas le risque de bioterrorisme ? Ou quelle est la stratégie de défense économique vis-à-vis des sociétés de production de vaccins ?

Bernard Besson. Nous comptons sur l'expertise des professionnels pour nous dire ce qui est sérieux et ce qui ne l'est pas. Le ministère de la Santé a ses propres analyses sur la question. Je crois que, là comme ailleurs, l'Etat c'est une communauté d'entreprises, de citoyens, parmi lesquels il y a des médecins et des patients, et qu'une stratégie de l'Etat ne veut pas dire grand chose. Une stratégie construite ensemble et qui est capable de s'adapter, c'est mieux. Et ce qui est encore mieux, c'est d'avoir cette sorte de possibilité quasi tactile de percevoir immédiatement sur l'ensemble de la planète les problèmes dont il va falloir se préoccuper. Cette stratégie économique, l'Etat peut la pratiquer, mais les entreprises en font aussi. Et l'on peut également parler d'intelligence économique. Nous espérons que vos industries ont développé leurs propres systèmes d'intelligence économique, c'est-à-dire qu'elles sont capables de capter tous les signaux forts ou faibles qui dessinent le paysage dans lequel elles vont évoluer demain. Car elles ont un devoir d'anticipation qui est sanctionné de manière économique. Pour l'Etat, ce devoir d'anticipation est sanctionné de manière politique. Mais dans les deux cas, l'information que vous, ou que nous, pouvons avoir, se traite de la même façon, parce que nous nous posons justement des questions au même moment. Je crois d'ailleurs que le plus important, ce n'est pas tant l'information que l'ignorance dont on est conscient. Et ce qui fait la force dans le système d'intelligence économique, qu'il soit privé ou étatique, c'est justement cette agilité que nous espérons pour les entreprises française, européennes, et que nous percevons chez d'autres grands noms de l'industrie pharmaceutique. Il revient d'abord aux entreprises de se prendre en charge, et l'Etat n'a pas à se substituer à celles qui, par défaillance, n'auraient pas eu la préoccupation de percevoir leur environnement d'une manière précise et anticipée.

*

* *

Philippe Monteyne. Pour terminer cette discussion, je ne voudrais pas laisser sous-jacente une question qui est revenue à plusieurs reprises : la question du retour sur investissement, la question des paradoxes entre les besoins des pays les plus pauvres et les grands producteurs de vaccins qui font partie de groupes mondiaux, comme c'est le cas pour GlaxoSmithKline qui a un devoir financier vis-à-vis des investisseurs, des analystes et des actionnaires.

J'aimerais répondre à cette question car elle est extrêmement intéressante, et je voudrais vous dire que nous avons au cours du temps, en particulier pour les vaccins, développé un modèle économique – un « *business model* » – qui nous enthousiasme beaucoup. Pouvoir combiner un modèle économique rentable, car nous devons être rentables et avoir un retour sur investissement – nous ne faisons pas de la philanthropie –, et en même temps faire des choses utiles pour le plus grand nombre, est très motivant pour tous ceux qui travaillent dans une entreprise de vaccins comme la nôtre. Aujourd'hui, le développement complet d'un seul vaccin coûte entre 500 et 800 millions d'euros. Sachant que nous avons plus de vingt vaccins en développement en ce qui nous concerne, vous pouvez imaginer le budget nécessaire. Nous avons donc développé un modèle dont nous sommes très fiers, qui est un modèle de mise à la disposition globale des vaccins. Il existait auparavant un modèle tout à fait classique, que continuent de suivre certains de nos compétiteurs : on commence à distribuer les vaccins dans les pays riches, à prix fort, afin d'obtenir le retour sur investissement ; puis on va progressivement dans les pays moins riches, à prix plus faibles qui sont moins basés sur l'investissement de recherche et davantage sur le coût de la production ; peu à peu, on parvient à diminuer le prix et à mettre ainsi les vaccins à disposition de pays moins riches. Le principal problème de ce modèle encore largement suivi est que le terme « progressivement » peut signifier « très longtemps ». Il a fallu de nombreuses années avant que les pays en développement aient accès à des vaccins modernes, comme le vaccin recombinant hépatite B par exemple.

Le modèle assez complexe que nous avons développé aujourd'hui nous permet d'enregistrer des vaccins dans le monde entier, plus ou moins en parallèle, en fonction des possibilités administratives, et de les distribuer également en parallèle, avec des prix complètement différenciés qui sont basés non seulement sur le niveau de revenu d'un pays, mais aussi dans un même pays sur le niveau de revenu d'une population. Il existe parfois, dans certains pays émergents, en Asie par exemple, une sous-population relativement aisée et souvent plus riche que les Américains ou les Européens, qui est prête à acheter le même produit (vaccin ou médicament) plus cher dans un canal de distribution plus confortable, comme celui de leur médecin privé. Et nous, industriels, nous utilisons ce fait que certains sont prêts à payer plus cher pour, en même temps et en parallèle, fournir le même vaccin, de la même qualité, au gouvernement du pays à un prix beaucoup plus faible pour qu'il puisse le distribuer à tout le reste de la population. Si l'on applique correctement ce modèle, ce n'est pas faire de la médecine à deux vitesses, mais donner accès à tout le monde à un même type de vaccin. Les conditions de confort sont différentes, mais la qualité de la protection est la même. Et pour les plus pauvres des pays les plus défavorisés, nous avons un troisième niveau de prix différencié avec GAVI dont nous sommes le fournisseur principal, ainsi qu'avec l'UNICEF et d'autres. Cela signifie que nous faisons payer les riches, non seulement en tant que pays, mais aussi en tant que population. Je terminerai en disant que nous avons démontré que ce modèle est tout à fait viable et qu'il fonctionne par l'exemple du Rotarix®. Ce vaccin a d'abord été enregistré au Mexique à l'été 2004 où nous voulions le mettre en tout premier lieu à la disposition des pays qui en avaient le plus besoin. Après l'Amérique latine et l'Asie, il est maintenant récemment arrivé en Europe.

Le cas de la vaccination contre le cancer du col de l'utérus

Enjeux et perspectives de la prise en charge

Pierre-Jean Lancry
Caisse centrale de la Mutualité sociale agricole

Sur ce thème de la vaccination contre le cancer du col de l'utérus, et de ses enjeux et perspectives, je vais aborder ici les questions que se posent les décideurs publics du côté de l'Assurance-Maladie, aussi bien dans son rôle d'organisateur d'opérations de dépistage ou autre, qu'en tant que membre du Comité économique des produits de santé, intervenant donc là sur les questions de coût. J'essaierai de répondre à la double question que l'on peut se poser avant la prise de décision :

– Comment préparer la future réunion du Comité économique ?
– Comment mettre en place le résultat des observations ?

La démarche

Un précédent exemple

Je vais donc tout d'abord regarder ce qui s'est passé dans des dossiers équivalents. Un vaccin a obtenu son AMM le 29 septembre 2006, mais le laboratoire avait dû anticiper sa demande de remboursement puisque, dès novembre 2006, on pouvait le trouver en vente en officine.

Le circuit administratif

Or, lorsqu'un produit est en vente directe après l'AMM, il n'est pas question de le rembourser. Le remboursement nécessite évidemment tout le circuit administratif qui comprend Commission de la Transparence et Comité économique. Cela peut surprendre et on retrouve la situation de certains produits pour lesquels l'administration avait été mise devant le fait accompli. Je citerai pour exemple des produits considérés à l'époque comme majeurs contre l'asthme des enfants, qui avaient fait l'objet d'un « forcing » avant même d'être entrés dans un processus normal de négociation de prix. C'est d'autant plus curieux que ce dossier est très important, qu'il concerne des cas de cancer chez des jeunes femmes, et qu'il a déjà donné lieu à une importante couverture médiatique.

L'avis du Comité technique des vaccinations

En accompagnement d'une campagne de dépistage

En poursuivant la lecture des documents, je vois un avis du Comité technique des vaccinations (CTV) : « La vaccination ne peut se substituer à une politique de dépistage optimisé du cancer du col de l'utérus. » Cette mention signifie que la vaccination doit intervenir comme accompagnement d'une campagne de dépistage organisé, et que, dans la situation actuelle, elle ne doit en aucun cas remplacer ce dépistage. Comme chiffreur et comptable dans le plus limité des sens, je me dis que la vaccination va donc se rajouter à une politique de dépistage. Et, en tant qu'économiste de la santé, je me demande si nous disposons d'analyses médico-économiques du type de celles qu'a évoquées précédemment Claude Le Pen.

L'étude du CRESGE

Coût par année de vie gagnée

En France, le dépistage organisé pour le cancer du col de l'utérus a été mis en place dans quatre régions seulement, dont l'Alsace. Une étude du CRESGE sur ce que l'on appelle « le modèle alsacien » montre que le coût du dépistage par année de vie gagnée se chiffre à environ 22 700 euros. Pour la vaccination seule, le coût par année de vie gagnée est de 45 200 euros. Et si l'on prend comme référence la généralisation du dépistage, la vaccination représente un coût de 55 500 euros par année de vie gagnée. Comme dans toute étude médico-économique, on peut toujours se dire que certaines indemnités journalières ou bien que des pathologies évitées par ailleurs n'ont pas été prises en compte. Mais l'étude a été faite avec la même méthode pour les trois chiffrages, et au regard de la littérature internationale, ces données semblent acceptables. En Angleterre, c'est le chiffre de 30 000 livres sterling par année de vie gagnée qui est retenu comme « seuil » du point de vue collectif. Aux Etats-Unis, la littérature indique que jusqu'à 50 000 dollars, il n'y a pas de problème pour prendre la décision, qu'entre 50 000 et 100 000 dollars, on peut se poser la question, mais qu'au-delà de 100 000 dollars, il y a refus. Pour les Pays-Bas, l'année de vie gagnée est estimée à environ 25 000 euros. Les chiffres de l'étude du CRESGE montrent que, par rapport aux pratiques internationales, nous sommes donc dans « le domaine du possible ».

La Commission de la Transparence

Population cible

Je poursuis ma démarche, en regardant la manière dont est fixé le prix. Après l'AMM interviennent le CTV qui attribue les indications en termes de vaccination, puis la Commission de la Transparence. Au moment de cette dernière demande, je vois que la revendication du laboratoire était un ASMR1, suivie d'un ASMR3, avec une population cible d'environ 380 000 jeunes filles de 14 ans. Si l'on ajoute à cette population cible, le rattrapage pour les 15-23 ans, le vaccin concernerait une population d'un peu plus de deux millions de personnes.

La Haute Autorité de Santé

L'intérêt de santé publique

Enfin, le groupe spécialement constitué à la Direction générale de la santé pour travailler sur ce que l'on appelle l'intérêt de santé publique a jugé que l'intérêt de santé publique pour ce vaccin, le SMR populationnel, était modéré et non pas important.

Le résultat

La politique vaccinale

En tant que décideur économique, et n'ayant pas l'expertise médicale, tous ces éléments que je viens de regarder ne me semblent pas suffisamment satisfaisants. Et pour continuer à préparer la proposition, il me semble très important de faire rentrer tout cela dans le cadre d'une politique d'ensemble. Ce n'est pas seulement en tant que financeur que j'interviens ici, mais aussi en tant que personne chargée de l'organisation de ce circuit, tenant le rôle de l'Assurance-Maladie.

La mise en place

Aujourd'hui, se dessinent trois stratégies pour la prise en charge du problème du col de l'utérus.

La prévention

Dépistage individuel

La première stratégie correspond à la prévention avec un dépistage individuel des dysplasies. C'est la situation actuelle. Quatre régions seulement bénéficient d'un dépistage organisé. Pour la majorité des cas, il s'agit d'un dépistage spontané, individuel qui est assuré dans 90% des cas par les gynécologues. Nous voyons déjà là les limites de l'organisation. Aujourd'hui, ce sont les gynécologues et non les médecins généralistes qui effectuent le dépistage, à la différence d'autres pays, comme la Grande-Bretagne où l'on ne trouve pas les gynécologues médicaux comme médecins de premier recours en ville aussi facilement que chez nous. A ce jour, le dépistage individuel prend en charge 66% des femmes éligibles. Les statistiques montrent le succès indéniable des campagnes en faveur du dépistage : le nombre des cancers du col de l'utérus a beaucoup diminué, et leur mortalité surtout, puisque l'on est passé de 2 000 décès par an dans les années 1980 à 900 par an aujourd'hui. Il conviendrait sans doute d'analyser un certain nombre de co-facteurs, mais les résultats sont là.

Le dépistage organisé

Pas d'ouverture vers cette stratégie

Il correspond à la deuxième stratégie de prise en charge, bien qu'il n'y ait pas de recommandation d'une extension immédiate de ce dépistage de la part de la Direction générale de la Santé qui définit la politique en la matière. C'est un point très important. Lorsque l'Assurance-Maladie a mis en place au départ le dépistage du cancer du sein dans une vingtaine de départements, l'objectif clairement affiché était à terme la généralisation, et cela a été fait. Aujourd'hui, je le répète, on ne voit pas d'ouverture vers une généralisation du dépistage du cancer du col de l'utérus.

La vaccination

Recommandée par le CTV

La troisième modalité est celle qui va incorporer le vaccin au dépistage organisé, suivant en cela l'avis du CTV exprimé ci-dessus. Cette démarche me pose plus de questions que je n'ai de réponses. Où dois-je concentrer les moyens ? Est-ce que je les mets sur des populations à risque, ou sur des populations sensibles qui ont, *a priori*, la probabilité la plus faible d'être dépistées ? Comment dois-je m'y prendre ? Je n'ai pas de réponse à ces questions à l'heure actuelle.

Le remboursement

Une fois tous ces éléments analysés, je me rends compte que je ne peux faire autrement que d'avoir un avis positif. La pression médiatique et la volonté politique pour que l'on prenne ce vaccin seront très fortes. Je ne vois pas qui s'opposerait au remboursement, mais sur quelle base le proposer ?

Un prix international

Il me semble, tout d'abord, qu'un prix international se dessine. Le produit qui est déjà mis sur le marché coûte environ 110 euros la dose. Sachant que trois doses sont nécessaires, nous voyons immédiatement l'ordre de grandeur dans lequel se situer.

Référence à la loi du 13 août 2004

Une autre question se pose également, à laquelle je n'ai pas de réponse. La loi 2004-809 du 13 août 2004 portant réforme de l'Assurance-Maladie stipule que « la lutte contre le virus de l'immunodéficience humaine et contre les infections sexuellement transmissibles relève de l'Etat ». On pourrait donc considérer que la vaccination contre le HPV devrait être organisée par des centres agréés conventionnés et financée par l'Etat, dans le cadre de campagnes définies. Il serait éventuellement possible de se faire prescrire le vaccin en dehors de ces structures, mais il faudrait alors payer le ticket modérateur. Le 100% systématique pourrait donc être évité. Je rappelle, au passage, que le taux de prise en charge d'un vaccin obligatoire comme le D-T-polio, par exemple, n'est pas de 100%, mais de 65%.

En conclusion

Ce dossier est très important et va obliger la Direction générale de la Santé, la Direction générale de la Sécurité sociale et l'Assurance-Maladie à réfléchir sur les modes d'organisation du dépistage. Il va leur falloir informer les Français de l'arrivée prochaine d'un outil supplémentaire qui s'appelle la vaccination contre le HPV et qui sera financé par la collectivité. Mais il leur faudra également définir la meilleure façon de procéder pour que l'allocation des ressources soit faite de manière intelligente. C'est, je crois, tout ce que l'on peut dire à ce stade du dossier.

Questions – Discussion

Philippe Monteyne. Je souhaiterais juste ajouter un petit commentaire à ce qui a été dit sur le cancer du col de l'utérus et le développement du vaccin. En ce qui concerne le bénéfice/risque, je pense que nous devons être extrêmement bien préparés pour ce qui a été appelé les « co-incidences ». Nous devons, dans ce domaine, être très pro-actifs. C'est un des points sur lesquels nous travaillons nous-mêmes, mais que nous ne pouvons étudier seuls au niveau d'un laboratoire. Nous avons besoin de le faire conjointement avec les acteurs de la santé. Il faut que l'on puisse savoir à l'avance ce qui va être collecté comme maladies de causes inconnues – ce sont en grande partie des maladies auto-immunes, comme cela a été évoqué, qui arrivent spontanément aux âges où l'on va vacciner dans tel ou tel pays. Il est très important que nous soyons préparés à cela afin de ne pas en être surpris et de pouvoir expliquer des effets naturels et attendus. Il faut que l'on puisse voir ensuite si, effectivement, des signaux apparaissent, ces signaux signifiant que l'on serait au-dessus de ce qui est attendu. Que l'épidémie n'existe pas ou qu'elle n'ait pas été suffisamment analysée, cela constitue le problème majeur. Nous devons donc absolument travailler tous ensemble sur ce point. Nous y travaillons nous-mêmes, d'autres aussi par ailleurs. A un moment donné, mettons-nous tous ensemble sur la façon de faire. Aujourd'hui, en ce qui concerne le programme du cancer du col de l'utérus chez GlaxoSmithKline, dont je suis responsable, environ 40 000 femmes sont enrôlées dans des essais cliniques dans le monde. Ce chiffre est significatif, mais il est loin d'être suffisant pour pouvoir détecter un risque éventuel de ces maladies auto-immunes qui sont très rares. Nous devons d'abord savoir ce qui est attendu naturellement, pour nous permettre alors de faire une surveillance à grande échelle.

Encore un tout petit mot sur le déplacement des souches virales. Le déplacement des souches est tout à fait vrai en ce qui concerne les méningites bactériennes, mais pas les méningites virales. C'est vrai aussi pour le *Streptococcus pneumoniae*, au point qu'il n'est même pas nécessaire d'attendre la vaccination à grande échelle : le déplacement de la bactérie s'observe déjà pendant les études cliniques. Mais heureusement, jusqu'à présent – c'est difficile à expliquer au niveau scientifique –, nous ne rencontrons pas ce même phénomène avec les virus. Nous pouvons donc espérer ne pas avoir cet effet de remplacement de souche virale. Evidemment en pourcentage relatif, les autres HPV vont prendre beaucoup plus d'importance, mais en valeur absolue, ce n'est pas l'expérience que nous avons avec d'autres vaccins viraux.

Michel Rosenheim. *Comité technique des vaccinations*. Il existe un virus pour lequel tous les ans nous observons un déplacement de souche sous la pression immunitaire, qui est le virus de la grippe. Cette constatation est bien la preuve de l'existence du remplacement viral, que cette immuno-sélection soit naturelle ou induite par le vaccin. Ce phénomène de remplacement de souche sous pression immunitaire existe donc bien aussi pour les virus. Je ne suis pas un spécialiste de la poliomyélite, mais je sais que le vaccin de la polio trivalent vis-à-vis des souches 1, 2 et 3 a été abandonné dans certaines régions du monde en raison de compétition. Et il me semble qu'en Inde on utilise aujourd'hui du vaccin polio monovalent 1 pour des raisons de déplacement de souches. Il faut donc mieux anticiper les risques que s'en apercevoir a *posteriori*.

Jean-Pierre Daurès. Je vais me placer dans la meilleure des situations. Supposons qu'il n'y ait pas tous ces problèmes. Actuellement, nous avons un taux d'incidence brut de cancer de l'utérus invasif de l'ordre de 12 pour 100 000. (Pour le cancer du sein, il est de 100 pour 100 000 en taux brut, sur la population générale.) Alors, supposons tout d'abord que l'on généralise le dépistage. Pour que ce dépistage soit efficace, il est nécessaire d'avoir une adhérence de 85% dans la population correspondante. Or, il est extrêmement difficile d'atteindre les 60% pour le cancer du sein, et je ne parlerai pas du dépistage des cancers du côlon-rectum. Par ailleurs, le dépistage « sauvage » fonctionne bien : c'est le travail que font tous les gynécologues. Pierre-Jean Lancry l'a évoqué. Les taux d'incidence sont donc très bas. L'efficacité thérapeutique est assez remarquable dans la mesure où l'on ne meurt pas de métastases du cancer du col utérin, mais d'une maladie loco-régionale. Le taux de mortalité brut est autour de 3 pour 100 000. Enfin, si le vaccin est efficace, on évite 70% de cas de cancer, ce qui conduit à un taux d'incidence résiduelle extrêmement bas, de l'ordre de 4 pour 100 000. J'ai rappelé ces chiffres que vous connaissez déjà, car ils me paraissaient nécessaires à la réflexion sur l'articulation entre le dépistage et la vaccination.

Jean-Pierre Lancry. Pour vous répondre, je pense que dans le dossier, il faut adopter une attitude pragmatique. Le vaccin contre le cancer du col de l'utérus va arriver, et très vite d'après tous les éléments que l'on a pu voir – AMM, Commission de la Transparence et autres. Il serait vraiment navrant d'allouer des ressources n'importe comment, sur quelque chose qui coûte cher – nous sommes autour d'une centaine de millions d'euros dans les hypothèses normales – sans se préoccuper de mettre en place la meilleure organisation possible pour le dépistage. Il faut peut-être commencer par se poser des questions : est-ce que cela concerne un groupe ciblé ? Est-ce qu'il ne faut pas faire une stratégie de vaccination à l'école ? Etc. Pour ma part, je dirais : dépistage et vaccination, mais pas n'importe comment.

Le cas de la vaccination contre la grippe pandémique – I

Analyse d'un phénomène épidémique pandémique

François Bricaire
AP-HP Pitié-Salpêtrière
Université Paris VI Pierre et Marie Curie

L'infection grippale est sans doute, en termes de lutte, une bonne illustration de la qualité de la vaccination, comme pour beaucoup de maladies virales. Et tout particulièrement en ce qui concerne le risque potentiel de pandémie grippale par le virus H5N1, il est logique de penser que là aussi la vaccination est l'élément important.

Une situation inédite !

Une réalité incertaine

La grippe H5N1 nous place actuellement dans une situation un peu particulière. En effet, après avoir vécu des périodes où les épidémies étaient des phénomènes subis, nous sommes potentiellement dans une société où la science nous permet d'annoncer certains phénomènes, parmi lesquels d'éventuelles épidémies. Certes, il y a des faits scientifiques qui permettent de le dire, mais il faut bien tout de même reconnaître que la réalité reste incertaine. Cependant, c'est à partir du moment où l'on évoque le problème qu'il faut considérer qu'il peut exister. Nous sommes alors actuellement dans une obligation de nous préparer. Et au nom, ne serait-ce que du principe de précaution, de faire en sorte que la préparation soit organisée par les autorités de la meilleure façon possible, même si l'on risque parfois d'aboutir à quelques éléments d'exagération dans cette préparation. Quoi qu'il en soit, le mieux en matière de grippe, encore une fois, c'est la vaccination.

Pandémies et épidémies de grippe dans le temps

L'évolution naturelle des virus de grippe

La *Figure 1* pourrait permettre de commencer à approcher le risque du phénomène pandémique, un peu complexe peut-être, en évoquant le phénomène évolutif naturel des virus de grippe qui, comme on le sait, mutent perpétuellement. A partir du moment où il existe un nouveau mutant qui apparaît dans le monde, un risque épidémique peut devenir pandémique car la population ne le connaît pas. Puis, au fur et à mesure du temps, se produisent quelques épidémies dues aux petites mutations du virus, avant que ne réapparaisse un nouveau mutant par une variation majeure, un phénomène de « cassure », qui à nouveau entraîne un phénomène épidémique pandémique.

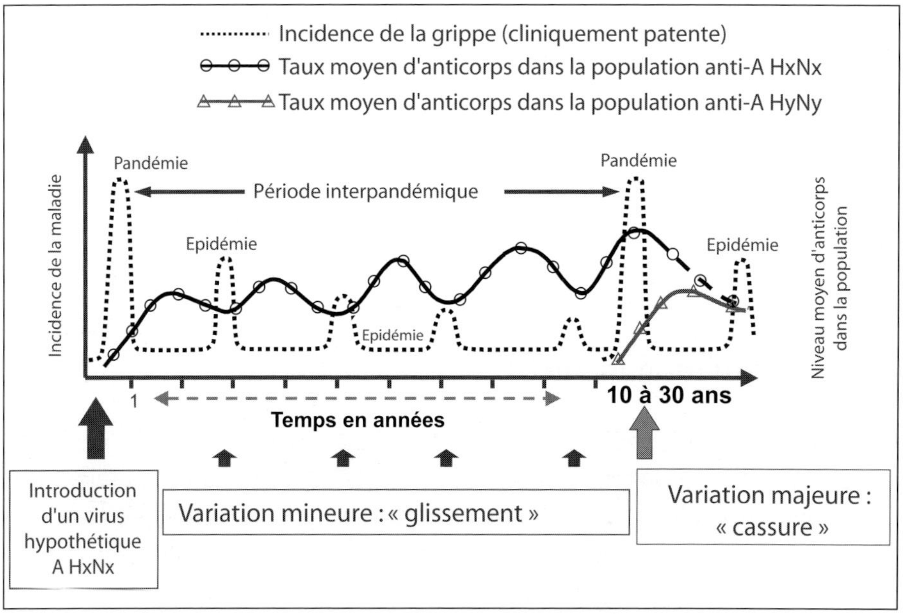

Figure 1. L'évolution des pandémies et épidémies de grippe.

Cet enchaînement montre que la prévision d'une pandémie de grippe est bien fondée. Puisqu'il y en a toujours eu, il y en aura d'autres. Les deux questions qui se posent, et auxquelles nous sommes malheureusement incapables de répondre correctement, sont d'abord de savoir quand ce prochain phénomène va survenir. Si nous sommes peut-être assez éloignés d'une dernière pandémie, donc proches d'une future pandémie, cela ne

Des difficultés d'ordre prévisionnel

permet pas d'en prévoir la date. Et ensuite, avec quel virus la pandémie va-t-elle survenir ? Dans la série des virus A qui sont responsables des phénomènes pandémiques, nous pouvons simplement dire aujourd'hui que le virus H5N1 qui circule chez l'animal de façon importante est un bon candidat, sans que cela veuille signifier de façon absolue que ce sera lui le responsable.

Mutations, progression

Sur cette carte (*Figure 2*), l'extension du phénomène chez l'animal permet de parler d'épizootie et non réellement d'une panzootie, car il manque encore, et fort heureusement, un certain nombre de territoires pour pouvoir employer ce terme. Quoi qu'il en soit, et de façon schématique, nous sommes encore actuellement dans la partie gauche de cette carte avec un virus qui est dans le règne animal, uniquement dans celui-ci, avec une atteinte des volailles et, de façon accidentelle et dans des conditions très précises, une atteinte de quelques cas humains.

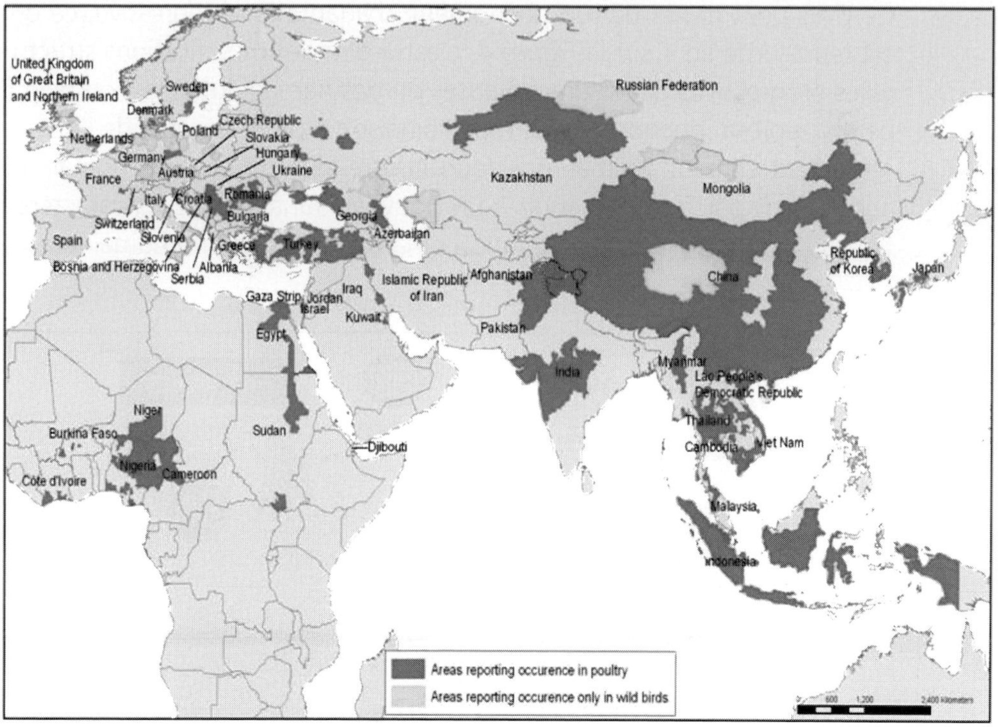

Figure 2. Régions du monde où la présence du virus H5N1 a été confirmée chez les volailles et oiseaux sauvages depuis 2003.

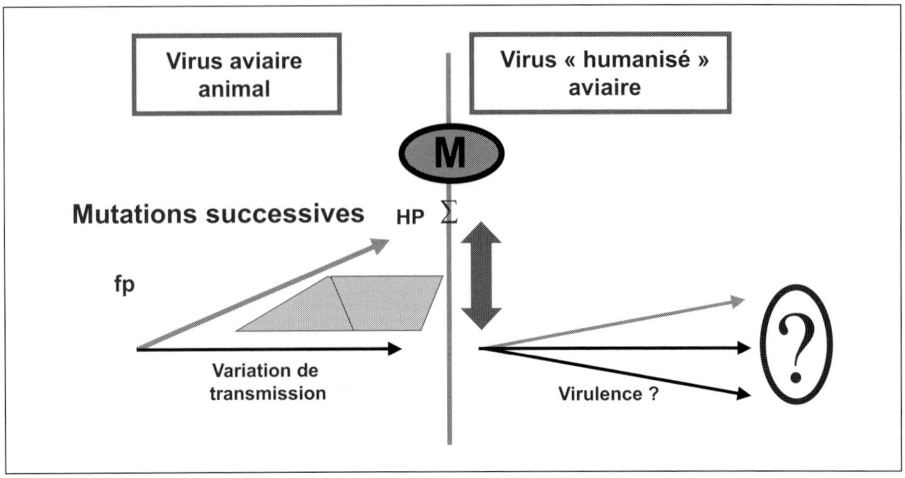

Figure 3. Mutations et progression du virus H5N1.

La crainte est qu'à l'occasion d'une mutation, puisse apparaître un virus grippal d'origine aviaire adapté à l'homme, c'est-à-dire assurant une transmission interhumaine, virus dont on ne connaît absolument pas les caractéristiques, ne serait-ce que de virulence (*Figure 3*).

Ce virus peut muter par un phénomène d'adaptation progressive, ce qui est représenté en 1 sur la *Figure 4*, c'est-à-dire des modifications structurelles progressives des neuraminidases ou des hémagglutinines, ou bien il peut y avoir un phénomène de recombinaison à partir du virus de l'oiseau retrouvant chez un animal, qui pourrait être le porc, un virus humain et aboutissant par recombinaison à un nouveau variant dont les caractéristiques lui permettraient l'adaptation et la transmission interhumaine.

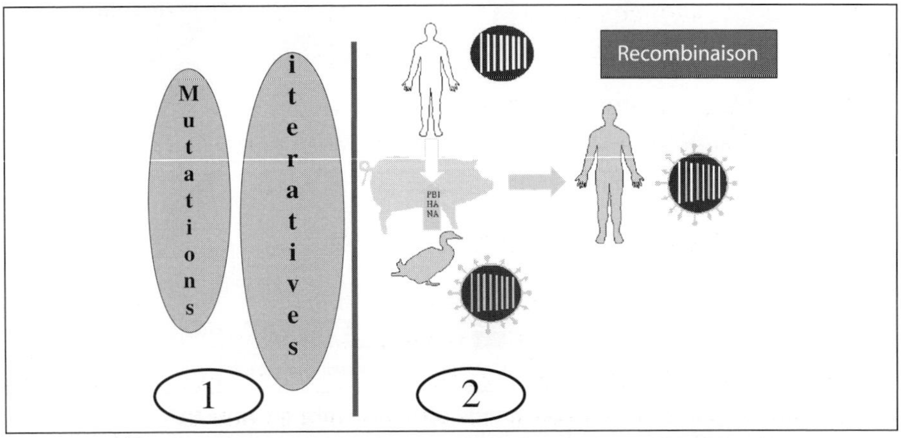

Figure 4. Mécanisme hypothétique de l'émergence de sous-types viraux.

Extension de la grippe aviaire

Et quand on évoque un certain nombre de ces problèmes, à partir de ce moment-là ce risque épidémique qui pourrait devenir pandémique pose, entre autres questions, celle de la rapidité de son extension si l'on veut essayer de se préparer au mieux. Evidemment, certains scénarios peuvent en prévoir une extension rapide, les moyens de transport modernes la facilitant, même si l'air sec des avions n'est pas très favorable au transport du virus grippal. Un certain nombre de possibilités peuvent faire évoquer cette hypothèse. Cela étant dit, d'autres scénarios prévoient une extension plus lente, de proche en proche comme cela peut se voir avec beaucoup de phénomènes épidémiques. Entre les deux, bien évidemment tout est possible.

Rapidité de l'extension ?

Les différents vaccins

Vaccin grippe « saisonnier »

A partir de ces éléments d'analyse du risque, de quoi disposons-nous en termes de vaccination? Le vaccin grippal « saisonnier » classique, vous le savez, mais il faut le redire, s'est positionné de façon un peu particulière, sachant qu'il n'a *a priori* aucune chance d'être efficace sur un virus aviaire de type H5N1 ou un virus qui en dériverait.

Vous le savez aussi, il a été proposé d'utiliser ou de stimuler la vaccination antigrippale chez des sujets qui pouvaient se rendre dans des zones contaminées d'Asie du Sud-Est, ou d'autres atteintes géographiques avec l'extension du phénomène, pour éviter de faire se rencontrer virus de grippe humaine et virus de grippe aviaire et de faciliter la recombinaison.

Protection des sujets à risque ?

On a aussi dit que l'intérêt de la vaccination antigrippale saisonnière pouvait aider à faire le diagnostic différentiel d'un syndrome grippal avec un autre phénomène infectieux respiratoire.

Vaccin grippe « pandémique ». Vaccin animal

Le deuxième élément important en matière de vaccination antigrippe, c'est que les vétérinaires disposent d'un vaccin utilisé chez l'animal, qui est un virus H5N1 ou un autre virus légèrement modifié (il n'a pas forcément les mêmes neuraminidases), pouvant servir de vaccination efficace dans cer-

Une réalisation pratique difficile

taines populations animales à condition de pouvoir gérer stratégiquement dans le pays atteint ce type de vaccination, ce qui n'est pas facile, est onéreux, et nécessite une stratégie d'utilisation parfois compliquée. De plus, le vaccin est essentiellement utilisable par voie injectable (pour les poussins, ce n'est pas facile à faire), et quand on connaît la durée de vie d'un animal, un poulet par exemple, ce n'est pas très rentable non plus ! Pourtant, la protection *a priori* est à peu près correcte, et suffisamment de qualité.

En termes stratégiques, il faut insister surtout sur le fait que cette vaccination animale a permis, dans certains pays du monde, un retard à l'extension du phénomène pandémique, et donc de le diminuer. Les effets positifs des services vétérinaires peuvent être mis au crédit de cette constatation.

Vaccin « pandémique » « humain »

D'un point de vue purement théorique, le seul vaccin qui serait efficace serait un vaccin adapté au futur mutant qui permettrait d'obtenir, du moins on peut l'espérer, la protection qu'assure déjà la vaccination antigrippale saisonnière. Mais il est bien difficile de faire de la prévision avec une souche virale dont on ne connaît pas les caractéristiques.

Un temps incompressible

Il faut également considérer qu'en termes de fabrication, un temps incompressible est nécessaire pour que l'industriel puisse mettre à disposition le vaccin – aujourd'hui de l'ordre de six mois. Quelques progrès pourraient peut-être permettre de raccourcir ce délai aux alentours de quatre mois. Par ailleurs, cela a aussi été évoqué précédemment, la production en nombre des doses vaccinales qui seraient nécessaires dans une période épidémique pandémique est extrêmement élevée, et les capacités de production ne sont pas extensibles autant qu'il serait nécessaire.

L'expérience de deux pics

Nous nous trouvons donc dans une problématique d'arrivée potentiellement tardive d'un vaccin futur pour protéger la population, ce qui entraîne des problèmes de stratégie. Là où l'on pourrait sans doute être le plus efficace, c'est sur la réduction de ce que l'on appelle le deuxième pic de la poussée épidémique pandémique, car l'on a, par l'expérience des pandémies anciennes et, en particulier celle de la grippe espagnole de 1918, la notion que les pandémies évoluent en deux poussées successives. On en ignore la raison, mais ce phénomène fait que l'Institut national de veille sanitaire (INVS) nous fait travailler sur une hypothèse de deux pics. La *Figure 5* représente ce qui s'est passé en 1918, et son extrapolation en courbes qui est faite sur la partie droite par l'INVS : un tiers à peu près dans une première poussée, deux tiers dans une seconde poussée, et entre les deux quelques semaines, voire plusieurs mois. Et c'est cela qui est intéressant car plusieurs mois permettraient la préparation d'un vaccin, et donc d'écrêter la deuxième poussée.

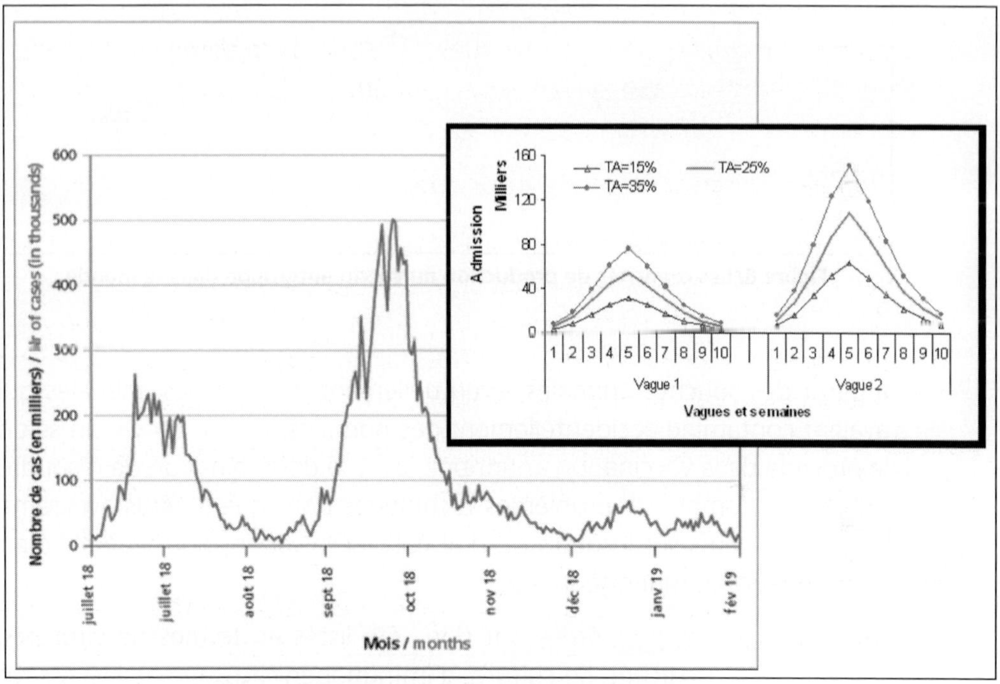

Figure 5. Exemple des pics de la grippe : nombre de cas notifiés en Suisse de juillet 1918 à février 1919.

M. Monteyne a évoqué les possibilités de fabrication au niveau mondial. On peut voir sur la *Figure 6* que, dans les 300 millions de doses de vaccins antigrippe qui sont produits, la France et l'Europe sont bien placées, mais avec la nécessité là encore de faire plus pour couvrir les besoins.

Vaccin grippe « pandémique ». Vaccin prototype

En attendant, avant que ce vaccin adapté ne puisse être évoqué, on avait débuté la recherche d'un vaccin à partir du virus animal pour essayer de régler un certain nombre de problèmes techniques. C'est ce que l'on a appelé le vaccin prépandémique de type prototype. Cette recherche visait,

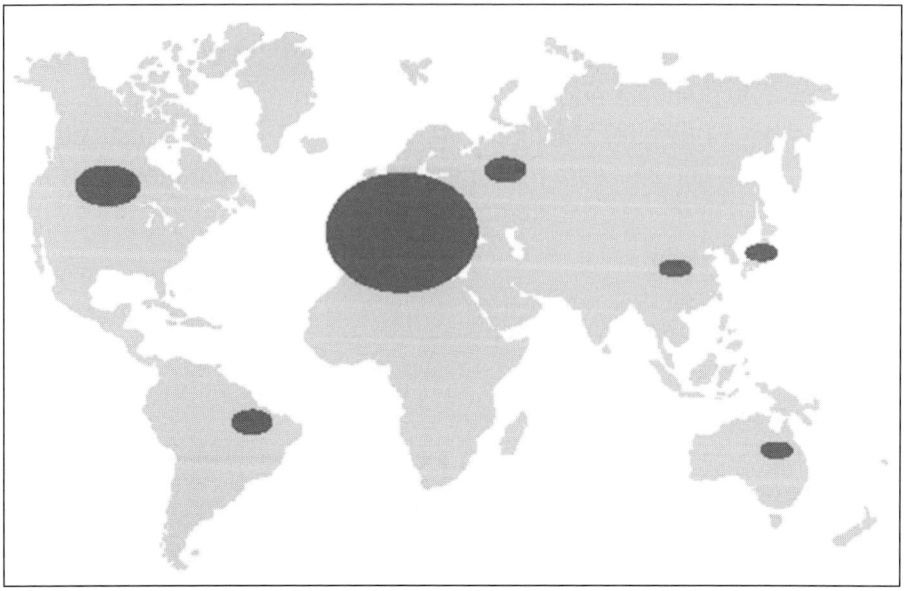

Figure 6. Les capacités de production du vaccin antigrippe dans le monde.

à partir des souches animales, éventuellement des souches animales qui avaient contaminé accidentellement des humains, à faire un vaccin selon le procédé de la vaccination antigrippe, avec la détermination de résoudre un certain nombre de problèmes techniques pour que le virus aviaire ne tue pas les œufs sur lesquels on doit cultiver le vaccin, pour voir s'il était suffisamment immunogène, etc.

Le principe de ce vaccin

Les problèmes ont donc été listés en termes de virulence (toxicité), de culture, d'immunogénicité... On a ainsi essayé de s'affranchir des œufs embryonnés pour faire un vaccin sur culture cellulaire, de voir quelle était la dose antigénique nécessaire pour assurer une protection. Par ailleurs, on s'est aperçu très vite qu'il fallait une quantité d'antigène probablement plus importante qu'avec la vaccination classique, ce qui entraînerait donc deux injections. Enfin, on a travaillé sur des adjuvants qui permettraient peut-être d'améliorer l'immunogénicité de cet antigène.

Ce vaccin prototype, *a priori*, pendant son développement, avait une potentialité d'utilisation relativement limitée. On aurait pu l'utiliser chez certaines personnes accidentellement en contact avec du virus animal – éleveurs, par exemple. Mais la stratégie était assez focalisée, avec des commandes faites par les Etats, et la France en particulier, en quantités limitées qui en fait, à un moment donné, confinaient plus à la collaboration à la recherche vaccinale qu'à une idée assez précise de l'utilisation de ces doses. Le gouvernement français, par exemple, a acheté un certain nombre de doses de ce vaccin prépandémique (2 millions), en même temps que les industriels faisaient une démarche, tout à fait originale, de pré-engistrement, de demande d'AMM en avance pour gagner du temps le jour où l'on aurait vraiment besoin d'un vaccin.

Une aide à la recherche

Donc, le développement du vaccin prototype en phase interpandémique a donné lieu à une procédure accélérée d'approbation, afin de pouvoir mettre plus rapidement sur le marché un vaccin prépandémique, même en l'absence de toutes les données cliniques de vérification habituelles et nécessaires pour un vaccin.

Pré-enregistrement AMM

Vaccin grippe pandémique. Vaccin prépandémique

Finalement, ce vaccin prépandémique s'est révélé beaucoup plus intéressant qu'il n'y paraissait car, grâce aux recherches, on s'est aperçu qu'il y avait probablement une protection croisée entre un certain nombre de souches et que l'on pouvait donc extrapoler cette protection. A partir de souches du vaccin prépandémique, on ne peut exclure qu'à l'apparition du futur virus pandémique il y ait une communauté antigénique suffisante pour assurer une protection croisée.

Une protection croisée

Cette probable constatation entraîne évidemment une stratégie complètement différente, avec une volonté plus forte de pouvoir utiliser ce vaccin prépandémique, et donc des précommandes éventuelles de certains Etats – nous avons déjà évoqué la demande de la Suisse. Mais c'est vrai aussi aux Etats-Unis. Avec la possibilité d'acheter de l'adjuvant puisque l'adjuvant a été l'élément déterminant pour fabriquer ce vaccin, et éventuellement d'associer la dernière souche virale qui serait considérée comme la meilleure pour faire la vaccination.

La stratégie de vaccination

Cela suppose également de revoir la stratégie de vaccination : une première injection serait faite à l'annonce du phénomène épidémique pandémique dans le monde, et une deuxième pourrait être faite, soit avec le même vaccin, soit avec le vaccin plus spécifique qu'il serait à ce moment-là possible de réaliser.

En conclusion

Je ne m'attarderai pas sur des problèmes déjà évoqués, mais importants en termes de stratégie, ne serait-ce que les questions d'approvisionnement et de distribution. Sans oublier aussi toutes les difficultés avec les pays en développement, comme l'Indonésie.

Pour conclure, je dirai simplement que nous sommes dans une évolution logique d'un phénomène de recherche sur un problème d'ordre épidémique, peut-être réel, peut-être hypothétique ou partiellement hypothétique, et que ces avancées scientifiques sont extrêmement importantes pour moduler une stratégie de lutte contre un phénomène infectieux.

Le cas de la vaccination contre la grippe pandémique - II

Epidémiologie

Fabrice Carrat
AP-HP Saint-Antoine, INSERM
Université Paris VI Pierre et Marie Curie

Je vais compléter l'intervention de François Bricaire, mais je ne pourrai apporter de données médico-économiques, comme pourrait le suggérer la thématique de cette Journée, puisque, aujourd'hui, il n'y a pas de véritable étude médico-économique des différentes stratégies d'intervention ou de prévention d'un risque pandémique. Des travaux ont été faits par le CDC américain avec Metzger qui quantifie le *burden* de la grippe pandémique potentiellement, en prenant des taux d'attaque qui sont ceux de la grippe espagnole de 1918, mais ils sont assez sommaires, avec beaucoup de règles de trois. Et finalement, autant la littérature est foisonnante, et je vous montrerai quelques exemples en ce qui concerne les modèles simulant la diffusion d'une pandémie de grippe, autant elle est relativement maigre quand il s'agit de coupler une évaluation médico-économique à ces modèles.

Quelle est la situation aujourd'hui ?

A la phase 3

J'apporterai des éléments factuels : actuellement (*voir Tableau I*), nous sommes en phase 3, qui représente un risque potentiel, c'est-à-dire qu'il y a eu quelques cas de transmission potentiellement d'homme à homme, mais cela n'a pas été suffisant pour générer cette croissance exponentielle que l'on connaît au début d'une épidémie.

Tableau I. Les différentes phases de l'extension de la grippe aviaire.

Inter-Pandemic Phase New Virus in Animals, NO Human Cases	Low Risk of Human Cases	1
	High Risk of Human Cases	2
Pandemic ALERT New Virus Causes Human Cases	No or Very Limited Human-to-Human Transmission WHO: May 23 reported a cluster of 8 individuals (Sumatra is) of one extended family – raising questions of potential Human-to-Human transmission	3
	Evidence of Increased Human-to-Human Transmission	4
	Evidence of Significant Human-to-Human Transmission	5
PANDEMIC	Efficient & Sustained Human-to-Human Transmission	6

Source: WHO Global Influenza Program

Plan de lutte contre une pandémie

Antiviraux,...

Quelles sont les méthodes qui peuvent être utilisées en cas de pandémie ? Bien sûr, les vaccins qui sont le sujet de cette Journée. Mais il faut aussi parler des antiviraux puisque des stocks considérables ont été constitués.

... masques,...

Et puis il existe d'autres mesures barrières, pour lesquelles aujourd'hui se pose un vrai problème d'évaluation en matière d'efficacité. Par exemple, la France a commandé un milliard de masques chirurgicaux anti-projection à faire porter par les personnes contagieuses. Mais on ne sait rien de l'efficacité de ces masques.

...isolement

Il existe aussi des mesures dont le principe est très attrayant puisqu'elles ont, dans les modèles, une efficacité extraordinaire, mais dont l'application pratique pose un certain nombre de problèmes. Ce sont les mesures qui augmentent la distance sociale entre les personnes, comme l'isolement des personnes infectieuses, la quarantaine des individus éventuellement en phase d'incubation, la fermeture de lieux de rencontre, là où s'échange le virus d'individu à individu.

Grippe saisonnière : défis pour la vaccination

Aujourd'hui, nous ne connaissons pas grand-chose à la vaccination contre un virus pandémique. Ce que nous connaissons, en revanche, c'est la vaccination contre la grippe saisonnière. Mais la grippe saisonnière est aussi un virus qui, dans le passé, fut pandémique.

Anticiper les mutations du virus

Dans les nombreux défis majeurs de cette vaccination contre la grippe saisonnière, les experts de l'OMS, qui définissent la composition du vaccin pour l'hémisphère nord en février, en rencontrent deux en particulier. Ils doivent tout d'abord anticiper les modifications, les mutations du virus qui s'adapte à l'immunité croissante de la population. On a montré de façon assez claire qu'un changement extrêmement minime sur un seul acide aminé qui en compte 350 sur une des protéines du virus grippal suffisait à modifier complètement les caractéristiques antigéniques du virus. Donc anticiper cette mutation est très compliqué, voire impossible pour certains. Et le deuxième défi, une fois que l'on a anticipé, consiste à devoir produire un vaccin en six mois, ce qui n'est pas simple.

Cette problématique de la grippe saisonnière est celle qui va permettre de guider ce que l'on développe dans la grippe pandémique. La *Figure 1* représente l'adaptation des composantes du vaccin saisonnier qui en contient trois. A chaque fois que l'on a une marche d'escalier, cela signifie que l'on a changé le virus dans la composition vaccinale.

Il existe encore d'autres défis, comme le fait que le vaccin puisse être produit sur un milieu de culture *ad hoc*.

Grippe aviaire

Plusieurs sous-types

Aujourd'hui, on rencontre déjà plusieurs sous-types différents de virus aviaire (*voir Figure 2*). Les flèches qui se trouvent au niveau du Vietnam et de Hong-Kong correspondent au berceau, c'est le clade 1. Depuis, on compte trois clades, trois sous-types qui ont diffusé, chez les oiseaux, notamment le clade 2 et trois sous-types du clade 2 qui ont diffusé un peu partout, en Indonésie, en Asie mineure, en Turquie et en Egypte.

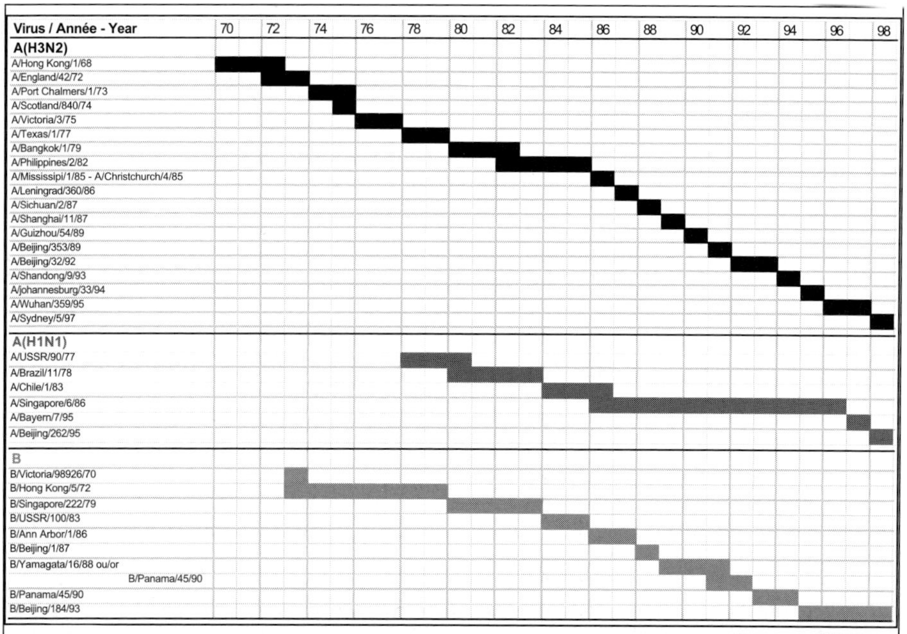

Source: WHO

Figure 1. Evolution des composantes du vaccin saisonnier.

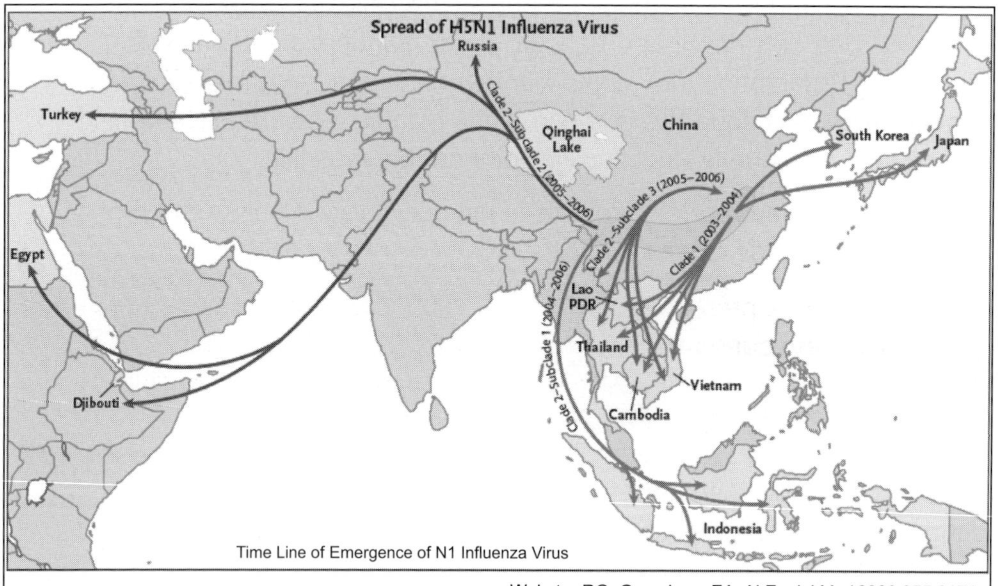

Webster RG, Govorkava EA. *N Engl J Med* 2006;355:2174

Figure 2. Les différents virus H5N1.

Le *Tableau II*, qui présente beaucoup de chiffres, n'a d'autre intérêt que de montrer que, finalement, lorsque l'on a des anticorps dirigés contre le virus du clade 1, ces anticorps ne sont pas actifs contre les virus du clade

2. La question qui est donc posée, exactement de la même façon que dans la grippe saisonnière, est finalement de savoir ce que l'on va mettre dans ce vaccin antigrippal puisque, aujourd'hui, si c'est la clade 2 qui s'adapte à l'homme et qui est responsable de la pandémie, un vaccin préparé contre le clade 1 a de fortes chances d'être relativement peu actif.

Tableau II. Les différents vaccins en fonction du clade du virus.

Antisérum de Furet

- Clade 1
- Clade 2-1
- Clade 2-2
- Clade 2-3

	A/VN/1194/04	A/VN/1203/04	A/TH/16/04	A/INDO/5/05	A/INDO/357/06	A/INDO/625/06	A/TURKEY/15/05	A/ws/MG/244/05	A/bhg/QINGHAI/1/05	A/ty/TURKEY/1/05	A/dk/HUNAN/15/04	A/ANHUI/1/05	A/GUANGXI/1/05
1 A/VIETNAM/1194/04	640	nd	nd	20	nd	nd	nd	20	20	<20	nd	nd	nd
2 A/VIETNAM/1203/04	320	160	160	10	<10	80	<10	<10	40	<20	160	10	20
3 A/THAILAND/16/04	nd	160	160	10	<10	40	<10	<10	40	nd	80	<10	10
4 A/INDONESIA/5/05 RG	80	<10	<10	320	320	160	40	20	80	40	40	40	20
5 A/INDONESIA/CDC357/06	nd	40	20	320	640	80	40	40	80	nd	20	20	10
6 A/INDONESIA/CDC625/06*	nd	40	10	80	40	1280	40	40	160	nd	40	40	20
7 A/TURKEY/15/05	80	20	<10	40	40	1200	640	640	1280	320	20	40	40
8 A/w.swan/MG/244/05 RG	80	20	10	40	80	640	320	320	640	320	20	10	10
9 A/b-h gs/QINGHAI/1/05 RG	80	10	<10	40	80	320	80	1260	320	160	40	20	20
10 A/turkey/TURKEY/1/05	80	nd	nd	80	nd	nd	nd	160	160	320	nd	nd	nd
11 A/duck/HUNAN/15/04	nd	80	80	20	20	20	<10	<10	20	nd	160	160	nd
12 A/ANHUI/1/05	nd	40	20	<10	<10	20	10	10	40	nd	160	640	160
13 A/GUANGXI/1/05	nd	10	20	20	10	10	<10	<10	40	nd	nd	320	160

(source N Cox, CDC)

Où en est-on du développement des vaccins ?

François Bricaire a présenté les deux stratégies qui sont celles d'un vaccin prépandémique, qui serait donné au tout début de l'identification d'une transmission interhumaine renforcée de la pandémie, et puis les vaccins qui sont à adapter des mock-up des vaccins prototypes avec la souche pandémique lorsqu'elle aura été identifiée.

Les vaccins prépandémiques

Il existe quelque études cliniques, que j'évoquerai rapidement. Le premier vaccin (*Figure 3*) est justement un vaccin prépandémique dirigé contre le virus de clade 1 qui a été approuvé par la FDA en avril dernier. Il a une efficacité relativement médiocre puisqu'il faut une quantité d'antigène six fois plus importante que celle que l'on met dans le vaccin contre la grippe saisonnière pour obtenir une protection chez environ 60% des individus vaccinés, ce qui est représenté par la flèche noire.

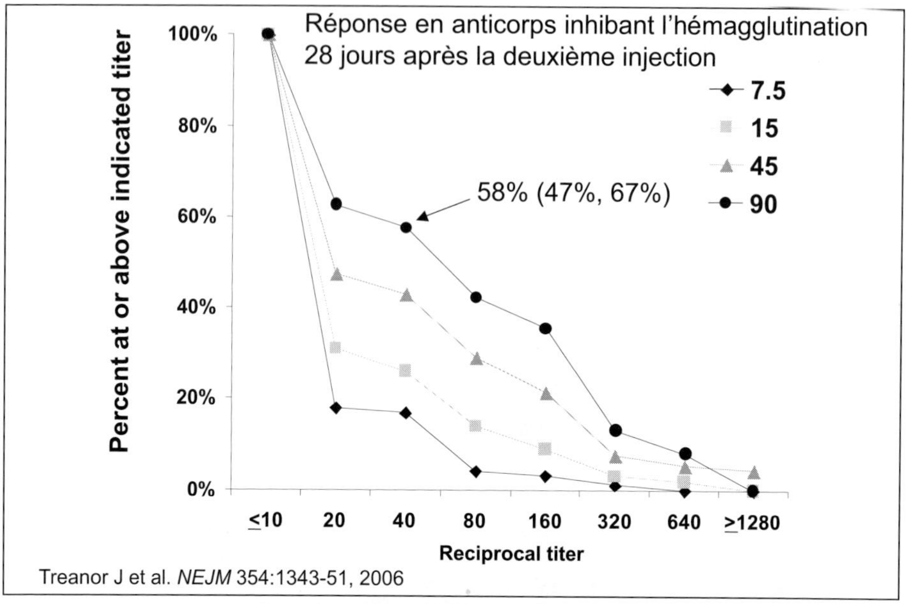

Figure 3. Vaccin monovalent H5N1 (Sanofi Pasteur) dirigé contre le clade 1.

En ce qui concerne deux autres développements un peu plus récents, deux vaccins dans lesquels on a rajouté un adjuvant, les quantités d'antigène qui permettent d'obtenir une séroprotection sont plus faibles, mais le taux de réponse est de 70% pour celui représenté dans la *Figure 4*, et de 78% dans la *Figure 5*, ce qui est loin d'être une protection absolue.

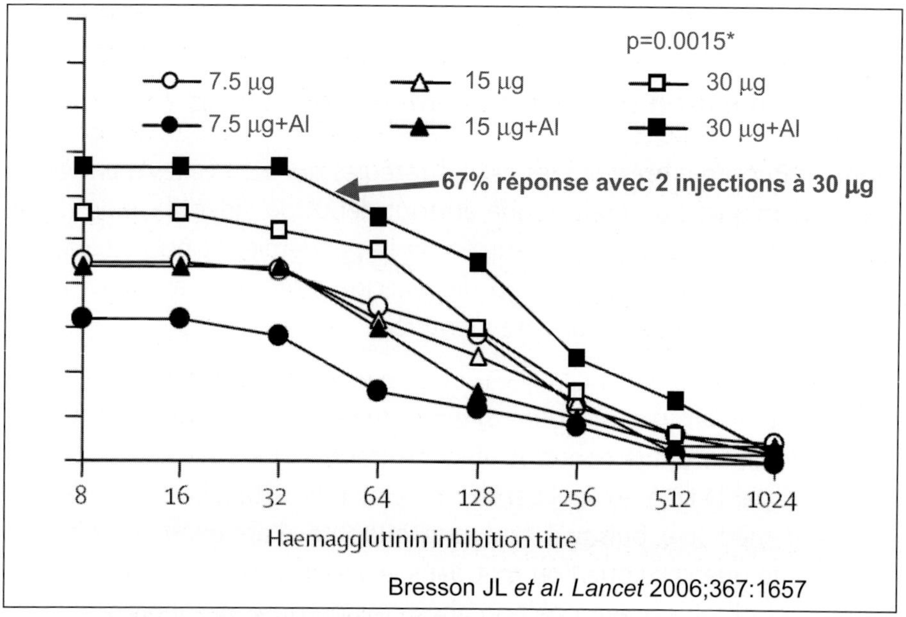

Figure 4. Vaccin monovalent H5N1 plus adjuvant (Sanofi Pasteur) dirigé contre le clade 1.

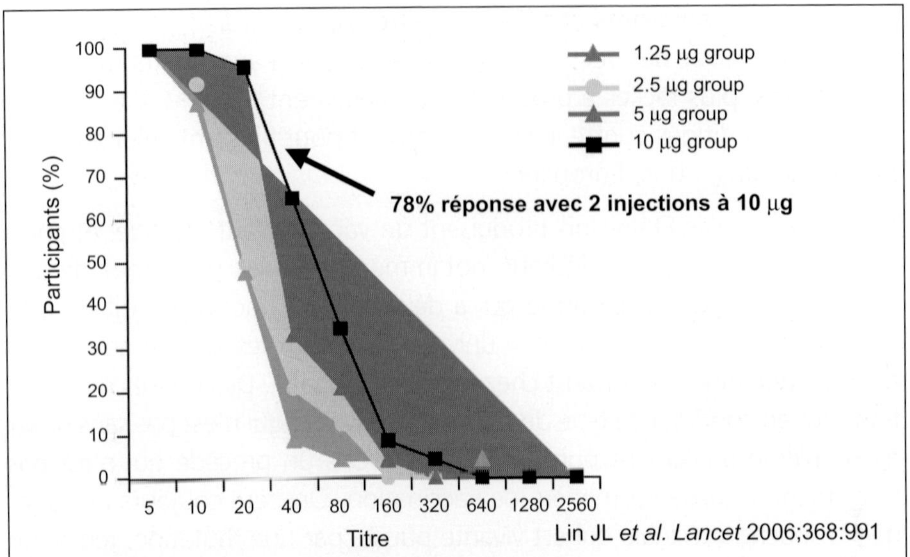

Lin JL *et al. Lancet* 2006;368:991

Figure 5. Vaccin monovalent H5N1 plus adjuvant (Sinovac Biotech) dirigé contre le clade 1.

Les vaccins prototypes

Pour ce qui est des pré-engistrements, puisque nous sommes dans le cadre de vaccins protopypes qui ont été pré-enregistrés très récemment au niveau européen, il existe deux vaccins. Le premier, du Laboratoire GSK (Daronix), est un vaccin à virion entier contre la souche pandémique, inactivé, contenant 15 µg d'hémagglutinine de la souche A/Viet Nam/1194/2004 (H5N1), dirigé contre le clade 1, pour une dose de 0,5 ml, avec pour adjuvant phosphate et hydroxyde d'aluminium. Deux injections sont nécessaires à 21 jours d'écart pour obtenir 71 % de séroprotection. Ce vaccin a été testé avec différentes souches aviaires, et non pas simplement H5N1.

Le second vaccin (Focetria du laboratoire Novartis) a été enregistré à peu près au même moment. Il s'agit d'un vaccin à antigènes de surface du virus de la grippe, inactivé, de la souche A/Viet Nam/1194/2004 (H5N1), dirigé contre le clade 1, contenant 7,5 µg d'hémagglutinine pour une dose de 0,5 ml. Deux injections à 21 jours d'écart sont nécessaires pour obtenir 86% de séroprotection. L'adjuvant utilisé est celui que l'on trouve indiqué dans la vaccination chez les personnes âgées, qui est le MF59C.1.

Développements en cours

Il existe de nombreux travaux sur de nouvelles vaccinations pandémiques. On teste, par exemple :

– de nouveaux adjuvants : GSK en a de très prometteurs ;
– des vaccins avec des vecteurs qui permettraient d'augmenter la réponse anticorps, plus faciles à produire potentiellement ;
– des vaccins dirigés contre le clade 2, qui est pour l'instant celui qui nous menace le plus, nous, Européens.

Un vaccin vivant atténué

Les Etats-Unis produisent un vaccin vivant atténué, et commercialisé, indiqué notamment chez les personnes de 5 à 40 ans. La firme qui a développé ce vaccin prévoit de produire un vaccin « universel » contre les quinze sous-types d'hémagglutinine qui existent chez les virus grippaux. Des phases d'évaluation sont en cours sur ce type de vaccination vivante qui n'est pas sans poser de problème également puisque là nous avons un procédé qui n'est pas totalement sécurisé en matière de vaccination. On peut toujours imaginer que la souche vaccinale qui est vivante puisse, par une mutation, redevenir transmissible d'homme à homme, ce qui a été suspecté dans le passé.

On explore aussi des stratégies qui épargnent la quantité d'antigène, et notamment la voie intradermique, puisqu'elle a été montrée comme potentiellement très intéressante.

Actualiser un vaccin prototype

Je reviens sur ce qu'a présenté François Bricaire. Le challenge va être, d'une part, d'avoir le bon antigène, et d'autre part, d'être capable de produire assez rapidement. La *Figure 6* est l'illustration de ce double challenge. On peut effectivement imaginer qu'un vaccin, s'il arrivait assez tôt, pourrait permettre d'éviter la deuxième vague de la pandémie.

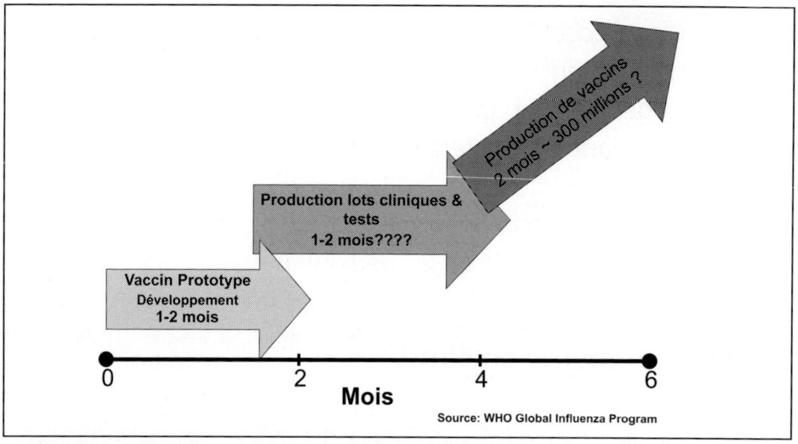

Figure 6. Scénario « optimiste » du temps nécessaire entre la détection de la souche pandémique et une production de vaccin opérationnelle.

L'exemple de la grippe de 1918

En tant qu'épidémiologistes, nous sommes en train de travailler sur l'impact de la mortalité de 1918 en Europe. Quand on prend la mortalité totale (*voir Figure 7*), on voit, d'une part, que cet aspect a deux pics, très variables d'un pays à l'autre, et d'autre part, qu'il y a un synchronisme extrêmement fort de la pandémie lorsqu'elle est arrivée en Europe, car tout s'est tenu à un mois près dans chacun des pays européens.

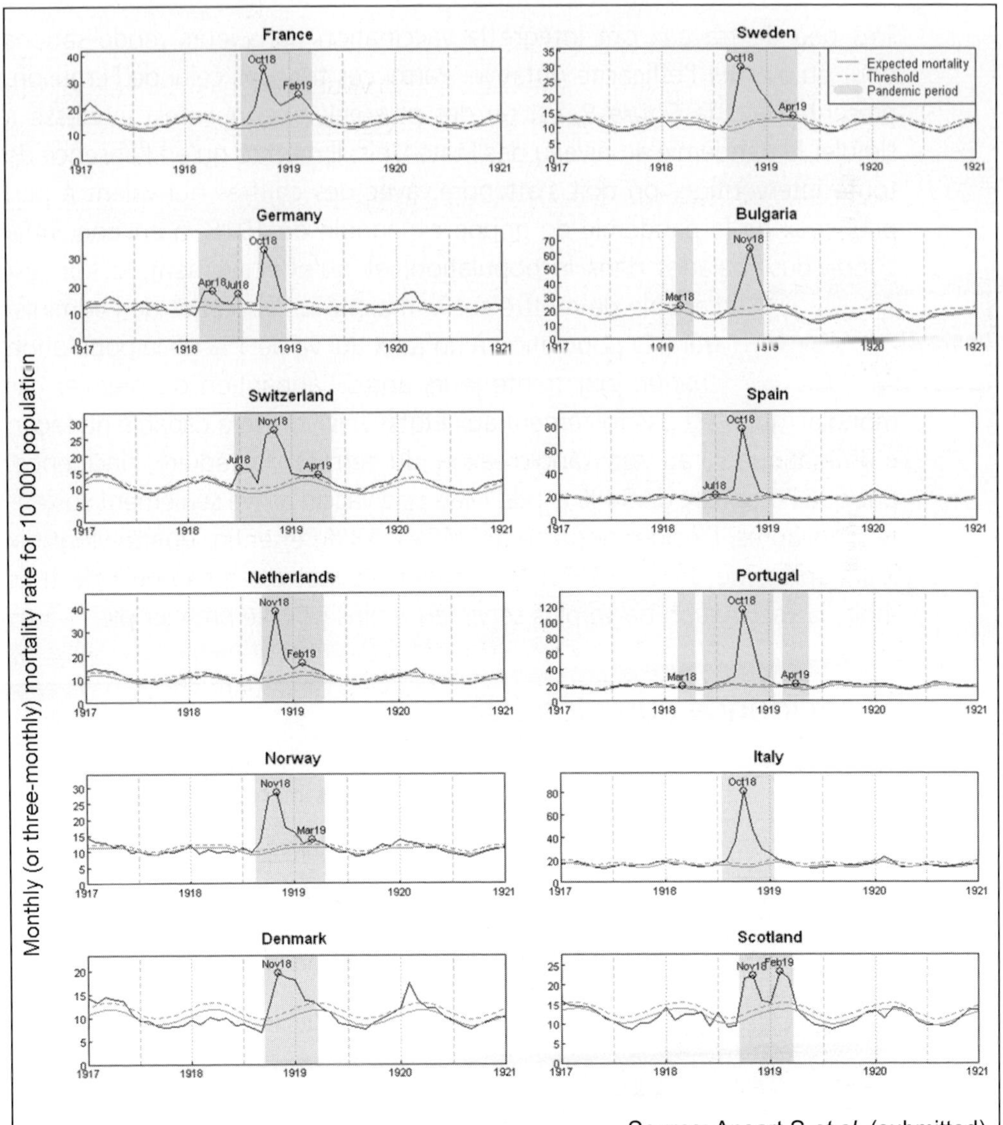

Source: Ansart S *et al.* (submitted)

Figure 7. Illustration de la possibilité d'un second pic de la grippe par l'étude des taux de mortalité de 1918 en Europe.

Nous voyons sur la *Figure* que, par exemple en France, il y a eu deux pics et que le premier était plus important que le second en matière de mortalité. Mais dans d'autres pays, comme les Pays-Bas, il n'y a eu qu'un seul pic, et, dans ce cas, le vaccin arriverait donc probablement après la bataille.

Quelles sont les stratégies d'utilisation du vaccin ?

Ce que disent les modèles

Très peu de travaux ont intégré la vaccination dans leurs modélisations pour en évaluer l'efficacité putative. Parmi ces travaux, celui de Ferguson, présenté dans la *Figure 8*, est un des plus célèbres, qui s'est intéressé à simuler la pandémie au niveau des Etats-Unis. Il montre qu'en l'absence de toute intervention, on doit s'attendre, avec des chiffres qui valent à peu près ceux de la pandémie de grippe espagnole de 1918, à environ 34% d'individus malades dans la population, et qu'effectivement, si l'on est capable de mettre sur le marché un vaccin et de l'administrer à la population à un taux qui va de 1% de la population chaque jour trente jours après l'apparition du premier cas mondial (qui n'est pas forcément aux Etats-Unis), on sera capable de façon « dramatique », au sens anglo-saxon du terme, de réduire l'incidence, puisque l'on passe de 34% à 1%. Mais si le vaccin arrive seulement soixante jours après, l'incidence passe de 34% à 13%, et enfin, quatre-vingt dix jours après, de 34% à 31%. Le premier résultat est qu'au-delà de trois mois, la vaccination ne va plus servir, au moins pour le premier pic.

Le modèle de Ferguson

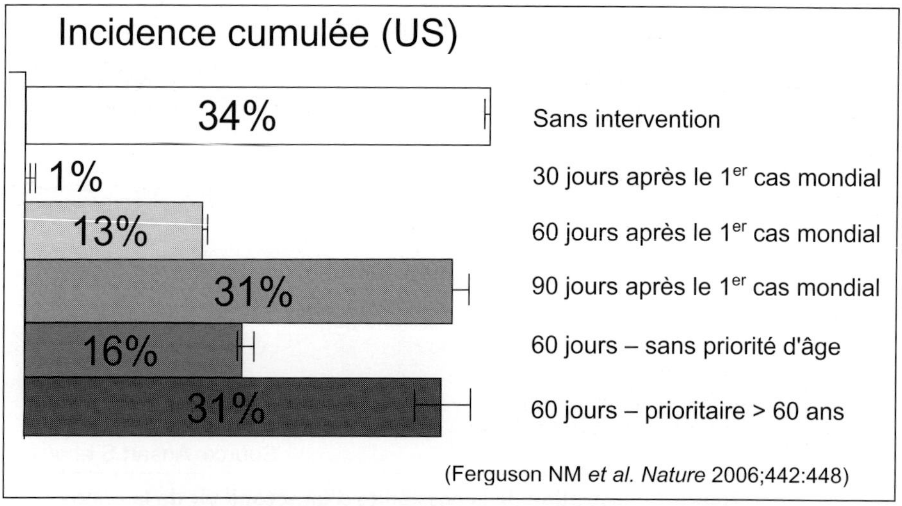

Figure 8. Un modèle de l'incidence de la grippe aux Etats-Unis.

Vacciner d'abord les plus contagieux

Cette *Figure* montre un deuxième résultat. Il y a une doctrine, y compris dans ce modèle, qui est que l'on vaccine les individus les plus contagieux au départ. C'est cela qui aura le plus de chances de limiter finalement le nombre total de cas au sein de l'épidémie. Et dans ce travail, c'était les enfants qui étaient vaccinés tout d'abord parce que ce sont souvent eux qui véhiculent les premiers la grippe. On voit que si l'on applique d'autres stratégies, si l'on vaccine au hasard, on passe de 34% à 16%. Le bénéfice est donc peut-être moins grand si l'on applique une doctrine différente.

La *Figure* 9 résulte d'un travail que nous avons fait et qui dit à peu près la même chose. Plus de vingt-huit jours après l'apparition des premiers cas, à l'intérieur du territoire français, vacciner même 80% de la population procure un bénéfice en matière de taille et de limite de l'épidémie qui est extrêmement faible. Alors que des stratégies comme celles que j'ai évoquées précédemment, si elles étaient appliquées de façon totalement efficace d'isolement, sont beaucoup plus opérationnelles en matière de nombre de cas évités.

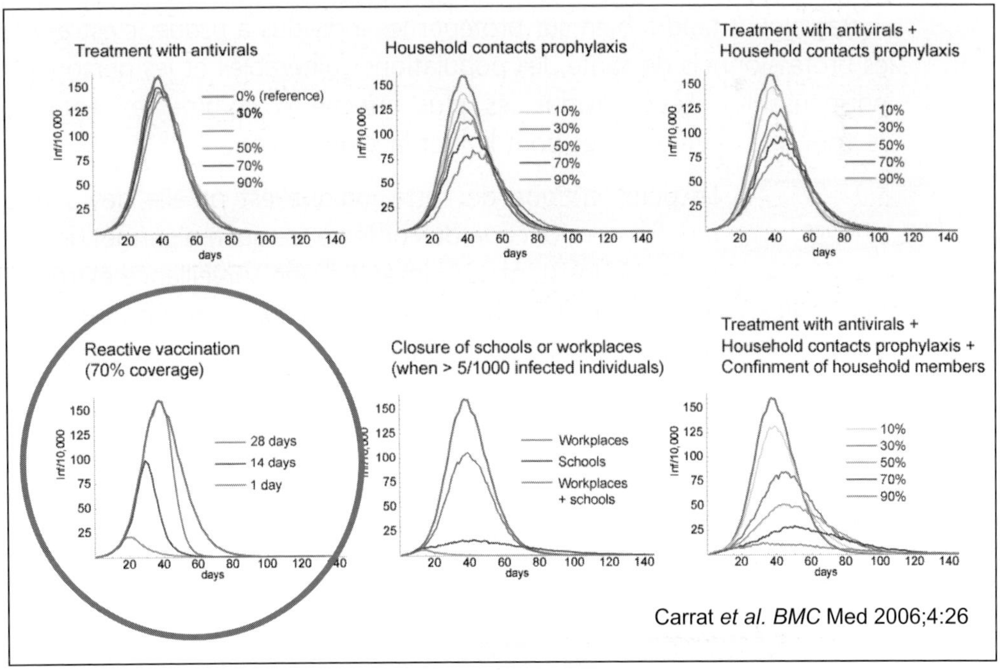

Figure 9. L'effet des différentes stratégies sur la taille des épidémies.

Ce que dit le plan pandémique français

Deux doses de vaccin prépandémique, plus rappel de vaccin pandémique

Compte tenu de tous ces éléments, aujourd'hui la stratégie d'utilisation des vaccins, que l'on peut consulter sur le site de la Direction générale de la santé, préconise de combiner une ou deux doses de vaccin prépandémique avec un rappel utilisant le vaccin pandémique une fois que la souche aura été identifiée, vaccin qui sera donc fabriqué à partir de ces vaccins prototypes.

Quant aux modalités de la vaccination, il est pour l'instant prévu qu'elle soit organisée par les pouvoirs publics, puisque ce sont des multidoses qui seront préparées.

Groupes cibles

En matière de quantité de vaccin, une commande a été faite afin de pouvoir vacciner 40 millions de personnes (une ou deux doses), et une commande complémentaire pour 23 millions est en cours.

En ce qui concerne les groupes cibles, le Plan prévoit d'adapter la logique de vaccination au vu des éléments du début de l'épidémie, notamment savoir quels sont les individus les plus touchés et éventuellement les plus contagieux. Il faudra bien sûr protéger les individus à risque, c'est-à-dire les professionnels de santé, les populations vulnérables et les personnels indispensables. Les individus les plus infectieux, comme les enfants, devront aussi être vaccinés pour limiter la propagation.

La surveillance

Le point critique de cette logique est qu'elle devra être redéfinie en fonction du contexte, ce qui me permet de terminer en insistant sur l'intérêt d'une surveillance extrêmement efficace pour que ce Plan puisse être adapté de façon optimale, et la nécessité d'avoir les outils qui permettront de pouvoir décider assez rapidement et mettre en place les stratégies de vaccination que l'on souhaite.

Questions – Discussion

Alexandra Capuano. *Panorama du médecin*. Je souhaite d'abord préciser que je ne suis pas médecin, mais journaliste. Vous parlez de l'intérêt d'une surveillance efficace, et je m'interrogeais sur le rôle que les médecins généralistes pourraient jouer dans cette surveillance. Est-ce prévu ?

Fabrice Carrat. Non seulement, c'est prévu, mais cela existe déjà. Aujourd'hui, deux systèmes de surveillance reposent sur les médecins généralistes en France. Ce sont, d'une part, les GROG (Groupes régionaux d'observation de la grippe) qui exercent une surveillance nationale et notamment virologique puisque, entre les mois d'octobre et de mai chaque année, un prélèvement est effectué par ces médecins sur tout patient présentant une suspicion de grippe et ces prélèvements sont techniqués par les centres de référence de la grippe ; et d'autre part, le Réseau sentinelle qui n'est pas spécifique de la grippe, qui ne fait pas de surveillance virologique, mais qui effectue une surveillance de plusieurs maladies transmissibles, dont les syndromes grippaux. Les GROG sont donc en première ligne dans le plan pandémie car ils seront des relais importants, y compris pour les identifications virologiques des premiers cas. En ce qui concerne le Réseau sentinelle, il est prévu d'intensifier la surveillance afin qu'il puisse donner au jour le jour la situation épidémiologique dans le pays en matière de diffusion de la pandémie. Chaque hiver, vous entendez annoncer l'arrivée de l'épidémie et, en général, il y a une très grande concordance de la surveillance effectuée par ces deux systèmes.

Gérard de Pouvourville. J'ai juste un commentaire à faire sur l'absence d'études médico-économiques. Nous sommes là dans le même cas que vous, médecins et hommes de santé publique, dans une situation d'incertitude quasi radicale. Du point de vue économique, la seule étude que l'on puisse faire, c'est une réflexion sur la stratégie de décision qui est celle qui pourrait réduire cette incertitude le plus rapidement possible. Il faudrait savoir si l'on a les éléments cliniques et épidémiologiques, à partir de ce que vous nous avez donné, pour modéliser cela. Au fond, c'est ce que vous faites vous-mêmes. En tant qu'épidémiologistes et médecins, vous essayez de trouver ce qu'il faut faire pour arriver le plus vite possible à une efficacité maximale par une réduction d'incertitude. Par exemple, M. Bricaire a dit que cette situation d'incertitude était telle dans un premier temps qu'il a fallu financer la recherche. Les résultats obtenus ont ensuite permis de mieux la cibler. C'est sur ce point que des économistes auraient quelque chose à dire, mais ils sont exactement dans la même situation que vous en termes de modélisation.

Annie Chicoye. On peut même se demander, compte tenu de la rapidité d'évolution des stratégies possibles que vous nous avez décrite, si une évaluation médico-économique qui, par définition, ne peut intervenir qu'une fois les composantes médicales et épidémiologiques clarifiées, ne serait pas alors obsolète. Et dans quelle mesure elle aurait vraiment du sens en tant qu'aide à la décision, compte tenu de ce contexte très particulier.

Gérard de Pouvourville. Ce que je vais dire est assez cynique ! Vous disiez que l'on se pose des questions pour savoir si, même dans le cas d'un vaccin dont on ne connaît pas l'efficacité, il faut en réserver la priorité aux professionnels de santé, aux professionnels indispensables. D'un point de vue économique, cela peut peut-être se discuter. Il serait intéressant effectivement de regarder cette hypothèse du point de vue de l'impact sur l'économie. Est-ce si vrai que cela ? Ce le serait si, effectivement, on était sûr que les traitements antiviraux dont on dispose, compte tenu du fait que l'on n'est pas capable de prévenir la grippe, étaient suffisamment efficaces, pour que cela ait un impact sur le fonctionnement de l'économie. Je pose une question un peu provocatrice, mais on pourrait réfléchir aussi à cela.

François Bricaire. Je crois que vous vous posez des questions qui nous mettent au centre d'un débat extrêmement difficile, parce que c'est là que réside vraiment toute la difficulté aujourd'hui. Et l'on s'en rend compte au fur et à mesure que l'on avance dans les analyses et les décisions que l'on prend. Il faut vraiment entreprendre une étude critique même de ce que l'on fait. C'est-à-dire qu'il faut resituer aussi l'ensemble des moyens de défense qui sont proposés. On parle du vaccin, mais comme Fabrice Carrat l'a dit, il y a le problème des masques. On a acheté en France des quantités très importantes de masques et il faut se demander si l'on a vraiment raison. C'est peut-être une bonne chose sur le plan théorique, mais sur le plan pratique, cela nécessite cependant un certain nombre de réflexions qui vont devoir être analysées encore davantage, parce que, lorsque les masques seront périmés, il faudra les remplacer, donc réinvestir encore de l'argent, etc. Nous sommes dans une situation tout à fait instable, qui pose le problème non seulement de la grippe aviaire elle-même, mais aussi de tous les contextes épidémiques et de la globalisation d'un système. Je crois que c'est là aussi où il faut que l'on avance, il faut sortir du phénomène X qui est ciblé, voire même surciblé par la médiatisation, pour aller vers un aspect plus global qui permettrait des mesures plus raisonnables peut-être, avec une réflexion plus grande. Et, selon l'apparition du risque, utiliser ces moyens en fonction des données épidémiques, en fonction de la situation géographique, en fonction des capacités de tel ou tel pays à réagir, etc. C'est un débat extrêmement lourd, mais fort intéressant.

Fabrice Carrat. Je complète juste ce que vous dites. Il me semble aussi qu'il y a une dimension du problème qui est souvent ignorée : c'est l'aspect mondial du phénomène de ces maladies émergentes. Et je pense qu'un modèle médico-économique pour un problème qui est mondial, devrait aussi s'intéresser à ce qui se passe dans les pays voisins au delà des frontières qui n'arrêtent pas la grippe. Il est certain – tous les modèles l'ont montré – qu'empêcher le trafic aérien n'est pas le moyen de lutter contre la diffusion. Cela coûterait très cher et serait totalement inefficace. La dimension altruiste commence à rentrer dans la littérature, c'est-à-dire que l'on commence à se préoccuper aussi de la façon dont les pays à faible niveau de ressources vont pouvoir réagir face à un tel danger.

Gérard de Pourvourville. Est-ce que l'on en sait assez avec H5N1 pour améliorer aussi les antiviraux existants ? Pour se placer dans une logique de traitement, et non pas effectivement de vaccination ?

François Bricaire. Est-ce que l'on en sait assez ? On n'en sait jamais assez ! Surtout quand il s'agit d'un virus qui est hypothétique pour ce qui concerne l'homme... Cela étant, la grande question est de savoir si les antigrippaux qui ont été approvisionnés, et qui risquent de l'être encore davantage, sont susceptibles d'être efficaces le jour où l'on en aurait besoin. Là aussi la réponse se fonde sur des données statistiques : oui, parce que le site d'action est une partie fixe des virus de grippe. Ce serait donc vraiment une malchance que le futur mutant n'ait pas cette partie fixe. Oui encore, parce qu'il y a des données qui ont montré que c'était efficace. Mais cela ne répond absolument pas ensuite aux modalités très difficiles de stratégie d'utilisation, c'est-à-dire de distribution et d'urgence d'utilisation pour les sujets qui seraient malades.

Pierre-Jean Lancry. Est-on sûr que le virus va muter ?

François Bricaire. Je ne sais pas si cela doit vous rassurer. Mais non, nous ne sommes pas sûrs ! Qu'il mute, sans doute. Il l'a déjà fait. Le problème est de savoir s'il va muter pour s'adapter à l'homme. Cela, nous n'en sommes pas sûrs. En revanche, ce qui est vraisemblable, c'est qu'une pandémie de grippe finira par survenir un jour, avec un autre virus A peut-être. Mais de toutes façons – et c'est cela le problème –, nous sommes dans une société qui n'admet plus le risque. Des pandémies, il y en a eu au siècle dernier, elles ont été subies, plus ou moins bien, avec un certain degré d'acceptation des effets négatifs, de surmortalité, etc. Aujourd'hui, nous sommes dans une problématique où l'on nous demande – l'OMS en particulier – de « faire quelque chose », de « faire ce qu'il faut », de « faire le maximum », de « nous protéger »… D'où cette difficulté, où l'on ne sait plus bien s'arrêter, et où l'on risque de faire peut-être des erreurs aussi.

Quelques enjeux éthiques sur les vaccinations

Marc Guerrier
Espace éthique AP-HP
Département de recherche en éthique – Université Paris XI
Réseau de recherche en éthique/INSERM

Les éléments apportés par les divers intervenants de la journée sont de nature à illustrer à quel point la vaccination, de façon générale, mobilise des enjeux éthiques délicats et soulève parfois d'épineuses questions. Comme il ne saurait être question ici d'inventorier l'ensemble des aspects éthiques de la vaccination, nous pouvons profiter de ce temps de conclusion pour revenir sur trois types de questions en particulier : celle de la recherche, celle de l'autonomie en partant de l'exemple de la vaccination contre le papillomavirus (HPV), et celle de l'éventuelle vaccination humaine contre une possible pandémie de grippe dérivée du H5N1 aviaire.

Trois types de question

Vaccination et recherche

La pratique de la vaccination est assimilée à une pratique médicale. Il s'agit, au niveau individuel, de l'administration d'un produit dont les conséquences, risques et bénéfices doivent être évalués selon des schémas propres aux médicaments de façon générale. L'objectif médical étant, dans l'immense majorité des cas aujourd'hui, celui d'une prévention plutôt que le traitement d'une maladie avérée. Nous sommes accoutumés à séparer de façon assez nette ce qui relève de la recherche et ce qui relève de la pratique courante, pour une raison logique tenant au fait que nous qua-

Le temps de la recherche…

lifions de pratique « de recherche » ce qui sort de la catégorie de la pratique courante. Le passage du stade de la recherche au stade de l'utilisation courante d'un produit (l'objectif du producteur étant, sur le plan pragmatique en France, l'Autorisation de mise sur le marché) répond donc à l'idée d'une chronologie comportant deux temps successifs distincts l'un de l'autre : celui de la mise au point et celui de l'utilisation.

... et celui de l'utilisation

Sans remettre en cause cette distinction, chacun sait – et le domaine de la vaccination en est une illustration particulièrement éloquente – que les effets de l'utilisation d'un produit font l'objet d'une surveillance organisée et structurée, notamment sous la forme de dispositifs de pharmacovigilance pour ce qui concerne les effets secondaires, mais aussi en observant les effets sur la population et l'évolution des pathologies concernées. L'utilisation d'un vaccin validé par la recherche médicale est donc assortie d'un suivi d'observation épidémiologique de ses effets. Une telle observation est structurée de telle sorte qu'elle soit en mesure de produire une connaissance exploitable, c'est-à-dire valable d'un point de vue scientifique.

Produire des connaissances

Autrement dit, il s'agit de générer une connaissance scientifique à partir d'observations cliniques, pendant l'utilisation « courante » d'un produit. La très connue déclaration d'Helsinki précise du reste que « les méthodes diagnostiques, thérapeutiques et de prévention, même les plus éprouvées, doivent constamment être remises en question par des recherches portant sur leur efficacité, leur efficience et leur accessibilité[1] ».

Etude des effets secondaires

Evaluation de la balance bénéfice-risque

Bien que n'entrant pas dans le cadre de protocoles de recherche au sens de la loi Huriet-Serusclat modifiée, la démarche pour les vaccins est précisément celle d'un chercheur : une production de connaissances (même par la négative, par exemple si aucun effet secondaire grave n'est rapporté après une vaccination de masse) accompagne l'utilisation courante d'un vaccin. Les frontières entre utilisation clinique et recherche semblent ici un peu brouillées. En effet, sur le fond, la démarche de « recherche » (production organisée de connaissances scientifiquement fondées) ne cesse jamais : il s'agit d'un continuum. L'étude des effets

[1] Déclaration d'Helsinki de l'Association médicale mondiale, *Principes éthiques applicables aux recherches médicales sur des sujets humains*, version d'Edimbourg, octobre 2000, § A.6.

secondaires des vaccins mis sur le marché, et l'évaluation de la balance bénéfice-risque ainsi que la manière dont ils interviennent dans des débats qui incluent des composantes politiques, sociologiques et parfois idéologiques sont bien connues. Parmi les exemples récents les plus connues, on peut mentionner les politiques de vaccination contre l'hépatite B en France, ou encore la rougeole en Grande-Bretagne.

La frontière entre recherche et pratique

Vacciner, c'est donc aussi permettre de continuer à chercher – il s'agit même d'un devoir moral : nos connaissances s'enrichissent au fil du temps et la recherche initiale ne peut suffire. Ces observations valent également pour d'autres interventions médicales, notamment l'ensemble des médicaments couverts par la pharmacovigilance. Elles permettent d'alimenter la réflexion, encore ouverte, sur les frontières entre recherche et pratique : à partir de quel moment un soin devient-il « courant » ? L'encadrement de la recherche avec les règles éthiques qui en constituent aujourd'hui les références est-il spécifiquement différent de celui qui compose le paysage de nos repères de la pratique « habituelle » – mais néanmoins observée de façon organisée ?

Vaccination contre le papillomavirus (HPV)

Trois enjeux importants

La mise au point du vaccin contre le HPV – vaccin « contre le cancer du col de l'utérus » – représente un espoir formidable pour les raisons médicales que chacun connaît. Il est intéressant de noter les questions que soulève la perspective de son utilisation et les débats qui accompagnent les réflexions sur les politiques vaccinales qui seront mises en place. L'exemple du vaccin anti-HPV constitue une illustration d'enjeux que l'on retrouve à des degrés divers pour d'autres vaccins, existants ou à venir. Trois sont particulièrement importants : le fait, premièrement, qu'il s'agisse d'un nouveau vaccin, deuxièmement, qu'il concerne un enjeu de santé publique majeur et troisièmement, que le virus en question soit transmis par voie sexuelle, s'avérant potentiellement dangereux chez les femmes (les hommes étant principalement vecteurs asymptomatiques).

L'éthique de l'information, …

Le caractère neuf du vaccin contre le HPV impose, comme toute nouvelle vaccination, une phase d'essais cliniques de type III, puis la surveillance (type IV si l'on se situe dans le registre des essais cliniques, ou pharmacovigilance dans un registre médico-règlementaire). Quel type d'information donner sur les risques, les données connues et inconnues au sujet du vaccin aux personnes candidates pour le recevoir ?

Autrement dit, comment mettre en œuvre un principe d'information « loyale, claire et appropriée » selon les termes de la déontologie française[2] ou encore solliciter un « consentement préalable, libre et éclairé de la personne concernée, fondé sur des informations suffisantes », comme le propose la Déclaration Universelle sur la Bioéthique et les Droits de l'Homme[3] ? Comment interpréter dans les conditions d'une vaccination contre le virus HPV, au début de son utilisation étendue, les termes du Code de la santé publique qui requiert de la part des professionnels de santé une « information [qui] porte sur les différents investigations, traitements ou actions de prévention qui sont proposés, leur utilité, leur urgence éventuelle, leurs conséquences, les risques fréquents ou graves normalement prévisibles qu'ils comportent ainsi que sur les autres solutions possibles et sur les conséquences prévisibles en cas de refus » et qui précise que « lorsque, postérieurement à l'exécution des investigations, traitements ou actions de prévention, des risques nouveaux sont identifiés, la personne concernée doit en être informée, sauf en cas d'impossibilité de la retrouver[4] » ?

... du consentement, ...

... et de la décision partagée

En situation clinique, lors du dialogue entre un professionnel de santé et une personne à vacciner potentiellement, la question de la proportion entre risques et bénéfices potentiels peut prendre des formes tout à fait variables, et ne peut, dans un contexte toujours intersubjectif, jamais être neutre. C'est dire toute l'importance des positions et fondements des convictions des professionnels eux-mêmes au regard de cette vaccination. Tous les médecins généralistes et pédiatres sont du reste accoutumés à de tels échanges s'agissant de l'opportunité d'une vaccination contre l'hépatite B (avec, en l'occurrence, un important recul d'observation épidémiologique et les controverses récentes que l'on connaît) – tous les praticiens n'ont du reste pas des positions strictement identiques à cet égard. L'éthique de l'information, du consentement et de la décision partagée se trouvera potentiellement incarnée d'une façon particulière s'agissant du vaccin contre le HPV.

---

2. Code de Déontologie médicale, France, Art. 35, R4127-35 CSP.

3. Déclaration universelle sur la Bioéthique et les Droits de l'Homme, UNESCO, 2005, Art. 6.

4. Art. L1111-2 CSP, France.

Le cancer du col de l'utérus est à la fois un enjeu majeur de santé publique et, d'une certaine manière, une maladie transmissible du fait de l'induction virale par le HPV. La question des limites de l'autonomie individuelle face aux enjeux de santé publique se pose ici d'une façon propre aux maladies dangereuses transmissibles : vacciner un individu, c'est en protéger d'autres, voire permettre l'éradication d'une maladie. C'est dans ces circonstances que sont rendues obligatoires certaines vaccinations, et que des politiques d'incitation plus ou moins intenses sont menées concernant les « vaccinations recommandées ».

Une épreuve individuelle

L'enjeu du cancer du col de l'utérus constitue certes avant pour chaque femme une épreuve potentielle individuelle dans la vie, mais il présente toujours aussi une dimension collective sur deux plans : économique pour la société et épidémiologique du point de vue du HPV. La vaccination contre ce virus devrait-elle être rendue obligatoire, faire l'objet d'une promotion particulière, ou simplement être rendue disponible sans campagne spécifique de santé publique ? Le respect de l'autonomie de chacun (au sens du droit à déterminer pour soi-même sa conduite et la capacité d'effectuer des choix concernant sa santé) est un point d'articulation important dans la réflexion éthique en général, réaffirmé dans de nombreux textes.

Mais aussi une dimension collective

Pour n'en citer qu'un, récent et mentionné plus haut, on trouve dans la Déclaration Universelle sur la Bioéthique et les Droits de l'Homme : « L'autonomie des personnes pour ce qui est de prendre des décisions, tout en assumant la responsabilité et en respectant l'autonomie d'autrui, doit être respectée[5]. » La formulation, mûrement réfléchie, s'avère importante : l'autonomie de chacun ne doit pas constituer une entrave à l'autonomie des autres.

Deux positions extrêmes :

Dans un article consacré à l'importance de participer à la recherche médicale, le philosophe John Harris tient un raisonnement analogue fondé sur l'équivalence des droits en l'appliquant à l'intérêt de chacun. Il affirme : « *The interests of the subject cannot be paramount nor can they automatically take precedence over the other interests of comparable moral significance. […] All people are morally important and, with respect to one another, each has a claim to equal consideration*[6]. »

5. Déclaration universelle sur la Bioéthique et les Droits de l'Homme, UNESCO, 2005, Art. 5.

6. Harris J. Scientific research is a moral duty. *J Med Ethics* 2005;31:242-8.

S'agissant du caractère obligatoire des vaccinations, ici en particulier contre le HPV, un débat sur la manière d'adhérer ou non à cette idée et, le cas échéant, les modalités de son application, peut se tenir. Les composantes d'un tel débat sont multiples, notamment scientifique, médicale, politique et sociale. Schématiquement, deux positions extrêmes peuvent être décrites : d'un côté une position autonomiste au plan strictement individuel, de l'autre une position utilitariste radicale, visant à diminuer au maximum l'incidence du cancer du col de l'utérus. Les tenants de la première position tendent à laisser une liberté totale pour chacun de se faire vacciner ou non. Cela, logiquement, pourrait s'appliquer aussi bien aux femmes (dans le but de se protéger soi-même) qu'aux hommes (dans le but de protéger des partenaires sexuels d'une éventuelle contamination, sans en tirer de bénéfice médical personnel). Pour les défenseurs de la seconde position, une politique plus autoritaire devrait s'appliquer : pour diminuer effectivement l'incidence de cancers induits par un virus, il est nécessaire de passer par une vaccination étendue dans la population.

Autonomiste au plan individuel

Ou utilitariste radicale

Le débat sur l'autonomie prend un caractère particulièrement complexe ici car le HPV est une maladie sexuellement transmissible très répandue, en sorte que l'efficacité de la vaccination dépend de sa précocité (avant les premiers rapports sexuels). Elle concerne donc des personnes mineures, en particulier les adolescentes. Cela a donné lieu, notamment aux Etats-Unis, à certaines controverses, dont Bernard Lo présente un résumé argumenté dans un éditorial du *British Journal of Medicine* en 2006[7]. Il évoque, s'agissant du consentement à la vaccination d'une jeune fille, trois cas de figure : convergence de l'avis des parents et de leur fille en faveur de sa vaccination (dans ce cas, vacciner ne pose pas de problème de consentement), convergence d'avis dans le sens inverse (Lo suggère un dialogue dans l'objectif de persuader les parents et leur fille), et enfin, divergence d'avis : la jeune fille sollicitant une vaccination et les parents s'y opposant[8]. Dans ce dernier cas, ce médecin estime que l'intérêt supérieur de l'adolescente devrait primer sur l'autorité parentale, et le consentement de ces derniers devient en quelque sorte facultatif. Il prend acte des prises de position de conservateurs, qui, sur le terrain moral – et non

Des controverses aux Etats-Unis

7. Lo B. HPV vaccine and adolescents' sexual activity. *Br Med J* 2006;332:1006-7.

8. Observons que Bernard Lo n'évoque pas la situation réciproque où les parents souhaiteraient que leur fille soit vaccinée contre l'avis de cette dernière. Toutefois, il s'oppose ailleurs dans l'article à toute forme de contrainte vaccinale sur les adolescents.

sur celui des effets secondaires médicaux potentiels – s'opposent à la vaccination contre une maladie sexuellement transmissible de jeunes dont les parents estiment qu'ils ne sont pas censés avoir de relations sexuelles, et propose l'ouverture de dialogues sur le thème de la prévention et des comportements à risques. Enfin, cet auteur estime que la vaccination contre le HPV ne doit pas être rendue obligatoire au nom de la santé publique : « *Coerced vaccination is not justified because there is no public health emergency.* »

James Colgrove, dans un éditorial[9] d'un autre journal non moins renommé (le *New England Journal of Medicine*), défend la position inverse en répondant d'une manière très directe à Lo. Pour lui, c'est précisément au nom de la santé publique qu'il conviendrait de rendre la vaccination contre le HPV obligatoire. La question du respect de l'autonomie conduirait à l'idée d'un dialogue, et de l'usage de formes de persuasion du public quant au bien-fondé de la vaccination, mais, affirme-t-il : « *High level of herd immunity protects all members of the community, including those who cannot receive vaccines because of medical contraindications [...] Requiring HPV vaccination by law will almost certainly achieve more widespread protection against the disease than will policies that rely exclusively on persuasion and education.* » Il s'agit donc d'une ligne argumentaire illustrant une position plus autoritariste, sur le versant de l'utilitarisme médical et social avec une forte visée d'efficience. Colgrove envisage dans son article les moyens les plus efficaces qui pourraient être mis en œuvre aux Etats-Unis dans ce sens. Il ouvre la possibilité de franchir une étape supplémentaire en observant que des personnes non concernées par le cancer du col de l'utérus (les hommes) sont néanmoins des vecteurs de transmission, et déclare : « *Whether the mandate might extend to boys should the product be approved for such use, remains uncertain.* »

Ces deux positions opposées illustrent l'existence de débats, où, ici, prédominent parfois des considérations relatives à l'ordre moral et/ou religieux, pouvant faire écran sur les enjeux de santé publique.

Mais pas de débat public en France

Il n'y a pas eu de débat public en France à ce sujet, et la communication sur la vaccination contre le HPV reste empreinte de prudence. En novembre 2006, l'AFSSAPS[10] indique la mise sur le marché d'un vaccin contre le HPV, en

9. Colgrove J. The ethics and politics of compulsory HPV vaccination. *N Engl J Med* 2006;355(23):2389-91.

10. Agence française de sécurité sanitaire des produits de santé.

précisant que « le CSHPF[11] ne peut émettre de recommandations vaccinales qu'après l'autorisation de mise sur le marché puisque c'est au moment de cette dernière qu'est évaluée la balance bénéfice/risque du vaccin »[12]. Le Comité technique des vaccinations et du Conseil supérieur d'hygiène publique de France publie ces recommandations en mars 2007, dans un avis « relatif à la vaccination contre les papillomavirus humains 6, 11, 16 et 18 »[13]. La vaccination contre le HPV s'y trouve recommandée pour les jeunes filles de 15 à 23 ans.

La recommandation du CTV et du CSHPF

En juillet 2007, l'AFSSAPS relaye cette information dans un autre communiqué de presse[14] qui insiste sur la mise en place d'un important dispositif de surveillance (Plan national de gestion des risques). Il faut saluer la mise en place d'un tel dispositif et observer qu'il présente à la fois un volet d'ordre politique lié à l'idée de précaution dans une perspective proactive, et en même temps un volet de traitement scientifique de données épidémiologiques qu'il permettra de recueillir, ce qui correspond à une démarche de recherche scientifique.

La manière dont l'information et le dialogue entre politiques, personnel médical et société évoluent au sujet du cancer du col de l'utérus, de l'importance de son dépistage et de la place de la vaccination dans ce contexte doit faire l'objet d'observations attentives, et sera enrichie par les données épidémiologiques de suivi avec le recul du temps.

Perspective d'un vaccin contre une grippe pandémique : l'enjeu des priorités

Pour des raisons évidentes, il n'est pas possible de fabriquer aujourd'hui un vaccin contre l'éventuel virus dérivé du H5N1 aviaire qui, en se transformant, pourrait être responsable d'une pandémie de grippe. Différentes stratégies sont à l'étude, concernant à la fois la mise au point (déjà avan-

11. Comité technique des vaccinations et du Conseil supérieur d'hygiène publique de France.

12. Point d'information de l'AFSSAPS du 23 novembre 2006 « Mise sur le marché du vaccin pour la prévention d'infections liées au virus papilloma ». Voir : http://agmed.sante.gouv.fr/htm/10/filcoprs/061102.htm

13. Direction générale de la santé, Avis du Comité technique des vaccinations et du Conseil supérieur d'hygiène publique de France, section des maladies transmissibles, relatif à la vaccination contre les papillomavirus humains 6, 11, 16 et 18 (séances du 9 mars 2007), NOR : *SJSP0730533V*. Voir : http://www.sante.gouv.fr/adm/dagpb/bo/2007/07-07/a0070160.htm

14. Point d'information de l'AFSSAPS du 19 juillet 2007 « Mise en place d'un plan national de gestion des risques ». Voir : http://agmed.sante.gouv.fr/htm/10/filcoprs/070704.htm

cée) de différents vaccins pré-pandémiques, et la manière de produire et distribuer le vaccin contre l'éventuelle future souche pandémique.

Sur le plan éthique, de très nombreuses questions peuvent être évoquées. L'une d'entre elles concerne l'établissement de priorités. On sait, en effet, que quels que soient les efforts et les synergies mises en place, il ne sera pas possible de vacciner l'ensemble de la population sur le globe, et que, même au sein des pays les mieux dotés financièrement qui ont pu passer des commandes sous la forme de préachats de lots de vaccins, il ne sera pas possible de vacciner simultanément toute la population. Nombre de pays, du reste, ne disposeront pas des quantités de vaccin suffisantes pour en distribuer à tous ceux qui pourraient en bénéficier.

Les enjeux éthiques de l'accès au vaccin

Comment dès lors réfléchir à la question de l'accès aux vaccins en cas de pandémie ? Cette question n'est pas clairement résolue en France à ce jour. La dernière version du Plan national de prévention et de lutte « Pandémie grippale »[15] en France prend acte de l'existence d'enjeux éthiques. On y lit, au chapitre sur la stratégie générale de préparation et de réponse, qu'il conviendra notamment de « [...] veiller à maintenir un consensus social autour de principes éthiques. Une pandémie grave est une situation exceptionnelle qui exigera la définition de priorités d'accès aux moyens sanitaires, un effort de solidarité à tous les niveaux, un engagement de ceux dont les missions impliquent un contact direct avec les malades. Dans une telle situation, un consensus sur des valeurs éthiques partagées sera indispensable pour préserver la cohésion de la société. [...] » La nature d'un tel consensus, les moyens de l'établir, et la teneur des priorités qu'il faudra établir ne sont aujourd'hui pas encore déterminées.

La question de la priorité de l'accès aux vaccins a fait l'objet de débats dans plusieurs pays, notamment en Europe. L'Organisation mondiale de la santé est sur le point de publier un document de considérations éthiques contenant un chapitre sur les priorités dans l'accès aux soins et aux traitements, après un important travail préparatoire conduit par le Département d'éthique de son siège à Genève[16]. Ces discussions et arguments mettent en tension des positions différentes ou complémentaires concernant les principes à respecter dans l'établissement de priorités.

15. Secrétariat général de la défense nationale, Plan national de prévention et de lutte « Pandémie grippale » n° 40 /SGDN/PSE/PPS du 9 janvier 2007.
16. Voir : http://www.who.int/ethics/influenza_project/en/index.html

A titre d'illustration, citons l'ouverture d'un débat à l'été 2006 dans *Science* par Ezekiel Emanuel sur les critères de priorité qu'il faudrait appliquer pour une éventuelle distribution de vaccins : « Qui devrait-on vacciner contre la grippe (d'origine aviaire) quand tous ne peuvent l'être ? »[17]

Le débat paru dans Science

La position quelque peu provocatrice de cet article critique les recommandations émises par le *National Vaccine Advisory Committee et l'Advisory Committee on Immunization Policy*, reprises dans le plan « Grippe aviaire » du Département de la Santé américain[18]. Ces recommandations établissent un ordre de priorité tenant compte de la nécessité fonctionnelle des structures (s'agissant de la santé, du gouvernement, des télécommunications, etc.), de l'âge et de l'état de santé des personnes. Les personnes de plus de 65 ans et de moins de 6 mois, malades d'abord et en bonne santé en second lieu, occupent une position de priorité supérieure aux personnes âgées de 6 mois à 65 ans malades. Les personnes sans facteur de santé aggravant, âgées de 6 mois à 65 ans, y tiennent la position la moins favorisée en termes de priorité. Les objectifs annoncés de ces recommandations officielles sont, premièrement, la limitation de l'impact en termes de morbidité sévère et de décès, et deuxièmement, la minimisation des conséquences socio-économiques.

Emanuel critique l'utilisation du principe selon lequel on cherche à sauver le plus grand nombre comme principe de base fondant les recommandations. Pour lui, s'il est bien sûr souhaitable de réduire le nombre de victimes, les critères conduisant à l'établissement de priorités doivent procéder d'un principe différent. Ce principe nommé principe du « cycle de vie »[19] repose sur la reconnaissance à chacun d'expérimenter chacune des phases de la vie (de l'enfance à la vieillesse). Ce principe ne conduit donc pas à favoriser d'emblée les personnes malades de plus de 65 ans. Il ne revient pas non plus à donner systématiquement une priorité en partant des plus jeunes (à commencer par les nouveau-nés) : en effet, intervient un facteur de pondération prenant en considération la manière dont un individu donné a investi sa propre histoire (un enfant de 6 mois n'a pas la même relation à sa propre vie qu'un adolescent de 15 ans dont on considérerait alors qu'il se trouve investi personnellement dans son histoire).

La priorité fondée sur le « cycle de vie »

17. Emanuel EJ. Who should get influenza vaccine when not all can? *Science* 2006(312):854-5.
18. United Stades Department of Health and Human services. HHS Pandemic Influenza Plan. Voir : http://www.hhs.gov/pandemicflu/plan/
19. Ou encore *Fair Innings Argument*.

Dans ce texte, Emanuel propose d'utiliser comme fondement, non pas le principe du plus grand nombre sauvé, mais la conjonction du principe du « cycle de vie » (avec des pondérations adaptées : « *refined life-cycle principle* ») et celui de « l'ordre public » (permettant le maintien des structures de la société et l'efficacité du système de santé). La combinaison de ces principes conduit à privilégier une tranche d'âge : 13 à 40 ans.

Trois réponses critiques

Trois réponses critiques apparaissent dans le second numéro d'août 2006 de *Science*, donnant suite au débat ouvert par Emanuel et Wertheimer. Silverstein[20] récuse l'idée de ne pas donner de priorité aux enfants de moins de 13 ans aux motifs, premièrement, qu'ils sont un vecteur important de transmission en période de pandémie grippale et deuxièmement que, s'ils n'ont peut-être pas le même degré d'investissement de leur propre vie que les enfants plus âgés, leurs parents en revanche sont impliqués dans un investissement affectif et un projet pour leur enfant qu'il n'est pas possible de négliger.

Emanuel lui répond[21] que l'évaluation doit prendre en compte l'investissement fait par les autres en plus de celui fait pour soi-même, mais qualifie celui d'un enfant de 2 ans de « minimal » au regard d'une personne de 20 ans.

Frey[22] objecte, quant à lui, que la prise en compte de la variation des taux de mortalité en fonction des tranches d'âges devrait, pour sauver le plus grand nombre d'années de vie cumulée, favoriser les personnes les plus fragiles (dont les plus âgées).

Emanuel répond premièrement, d'un point de vue technique tenant compte de la mortalité par tranche d'âge de l'épidémie de 1918 et de l'efficacité vaccinale en fonction de l'âge, qu'il lui semble que son approche reste efficiente en termes de nombre d'années de vie sauvées. Deuxièmement, il affirme que si le nombre cumulé d'années de vie sauvée devait toutefois être inférieur par une stratégie fondée sur le principe du cycle de vie, cette dernière resterait préférable à ses yeux au motif que les jeunes ont une vie moins accomplie[23] que les personnes âgées.

Enfin, Galvani[24] affirme que la vaccination des plus jeunes enfants doit protéger indirectement les populations des autres tranches d'âge. Cette

20. Silverstein RP. The ethics of influenza vaccination. *Science* 2006 ; 313(5788) :758-60.
21. Emanuel EJ. The ethics of influenza vaccination, author reply. *Science* 2006 ; 313(5788) : 759-60.
22. Frey HS. The ethics of influenza vaccination. *Science* 2006 ; 313(5788) :758-60.
23. *Unfulfilled.*
24. Galvani AP, Medlock J, Chapman GB. The ethics of influenza vaccination. *Science* 2006 ; 313(5788) :758-60.

méthode serait plus efficace en termes de conséquences sur la morbidité totale.

Emanuel réfute de nouveau l'approche classique de la santé publique, en affirmant qu'un moyen de parvenir à diminuer l'ampleur de la transmission par les jeunes enfants est d'organiser leur isolation au domicile, mais que s'il devait s'avérer que leur vaccination ait pour conséquence de protéger les personnes de la tranche d'âge de 13 à 40 ans, alors il conviendrait de le faire avec pour objectif de respecter le principe du droit à vivre tous les cycles de la vie.

Quelle collaboration internationale en cas de pandémie mondiale ?

Ces échanges ne résument pas la réflexion éthique concernant la question de l'établissement des priorités dans l'accès aux soins et aux traitements, notamment les vaccins, en cas de pandémie de grippe, mais ils sont indicatifs de la teneur des enjeux sociaux qui peuvent être mobilisés. Bien entendu, la question du devenir des plus fragiles ou des plus jeunes et de la priorité des protections qu'on souhaite mettre en œuvre peut – et doit – se penser au-delà des échelles nationales : l'enjeu d'une pandémie est par définition mondial, et les populations les plus vulnérables se trouvent majoritairement dans les pays pauvres : comment nous préparons-nous aujourd'hui en termes de collaboration internationale vis-à-vis, notamment, de la répartition des vaccins envisagés ?

Conclusion

Je propose de conclure ce bref propos sur quelques enjeux éthiques liés aux vaccins en revenant, avec Daniel Salmon et Saad Omer, sur les tensions qui peuvent exister entre les libertés individuelles et nos responsabilités collectives en termes de prévention vaccinale. Ces deux médecins épidémiologistes rappellent, dans une réflexion publiée en 2006[25], qu'il existe des situations où une divergence entre l'intérêt individuel et l'intérêt collectif peut être perçue. Ils mentionnent les situations où les connaissances scientifiques sur les risques auxquels une vaccination peut exposer sont encore insuffisantes, ainsi que les motifs idéologiques qui peuvent conduire à des positions non fondées sur une rationalité scientifique au regard des vaccins ou des maladies infectieuses. Selon ces deux auteurs, d'un point de vue politique, les Etats doivent prendre en considération

25. Salmon D, Omer S. Individual freedom *versus* collective responsibility: immunization decision-making in the face of occasionally competing values. *Emerg Themes Epidemiol* 2006;3:13.

quatre points lorsqu'ils limitent les libertés individuelles vis-à-vis de l'usage des vaccins au motif de la santé publique. Ces éléments sont les suivants : la mesure du risque individuel et collectif, l'examen des convictions individuelles et de leurs fondements, l'anticipation des conséquences à long terme d'un point de vue général d'une restriction de certaines libertés fondamentales, et enfin une attention à la transparence et la véracité dans la communication au grand public sur l'efficacité et les risques de la politique de santé publique mise en œuvre.

Qu'il s'agisse de conseil, d'incitation, d'obligation, ou encore de création de priorités, cette réflexion me semble intéressante et en appeler à la persistance d'un effort de dialogue lisible et compréhensible entre des entités qui ont chacune des légitimités et des fonctions différentes : notamment les scientifiques, le politique et ses dimensions exécutives, les promoteurs, et la société dans son ensemble.

*

* *

Gérard de Pouvourville. J'ai juste une question : vous avez évoqué toutes ces questions d'éthique relatives à la santé. Comment les gens qui réfléchissent sur l'éthique en santé se positionnent-ils par rapport à des réflexions sur des choix collectifs qui concernent la vie et la mort aussi, mais qui ne sont pas dans le domaine de la santé ? Y a-t-il analyse comparative ? Je vous donne un exemple d'économiste : pourquoi dans le domaine de la sécurité routière, où l'on parle de vie et de mort, peut-on faire du calcul de coût par année de vie gagnée pour décider d'investissements collectifs ? Mais pourquoi est-il totalement inacceptable de raisonner ainsi dans le domaine de la santé, en France du moins ?

Est-ce qu'il existe ce travail de réflexion éthique sur des choix collectifs qui essaie de déterminer les spécificités de l'aspect santé mais qui essaient aussi de chercher les généralités que sous-tendent les questions ?

Marc Guerrier. La réponse à cette question, c'est davantage vous ici que moi qui l'avez. Parce que les gens qui savent cela, ce sont ceux qui sont autour de la table au moment de la prise de ces décisions. Ce sont eux qui créent le débat et la délibération. J'ai cependant une idée, mais je ne sais pas ce qu'elle vaut. Il y a, en France en tout cas, une affaire de culture. C'est certain, nous le savons tous, les termes ou les postures de réflexion ne sont pas du tout les mêmes de l'autre côté de la Manche qu'ici pour des raisons de tradition philosophique. Maintenant, est-ce que la question du coût de la santé est inacceptable quand on réfléchit santé publique en France, je n'en suis pas si sûr. Il faudrait demander à ceux qui en font pour qu'ils nous disent s'ils se sentent écartés ou absents du débat ...

Gérard de Pouvourville. Est-ce que les éthiciens, les bioéthiciens, replacent leurs discussions dans un cadre plus général que simplement le cadre des actions de soins et de santé ? Pour voir dans quelle mesure effectivement il y a des aspects contextuels, des aspects plus généraux qui pourraient les aider ? On a l'impression qu'il y a une spécialisation qui s'est faite, qui est normale, mais qui peut, comme dans toute démarche scientifique, être limitante.

François Bricaire. Je voulais faire un commentaire sur le choix difficile des personnes à vacciner en priorité lors d'une pandémie de grippe. Il n'est pas du tout évident qu'il faille commencer par les personnes âgées. Les personnes fragiles sont peut-être les adolescents. Et l'on peut doubler cette remarque d'un problème plus économique : après tout, n'est-ce pas aussi le devoir d'une société de protéger la population qui sera active après l'épidémie ? J'aimerais poser une question : que pensez-vous, dans les problèmes d'approvisionnement de vaccins et de la difficulté de production où nous serons, de la préférence nationale ?

Marc Guerrier. J'avais posé la question au Secrétaire général de la Défense nationale lors d'un colloque : avons-nous, en France, une position par rapport aux pays les plus démunis ? Je ne pensais pas seulement à la vaccination, mais aussi aux masques, et à tout un tas de choses. Est-on au clair dans le dialogue avec nos voisins européens ? La réponse est non. Même à Bruxelles, il n'y a pas de lisibilité sur la réponse multilatérale en Europe. C'est certainement le niveau épidémiologique qui est le plus verrouillé en termes de ce que l'on fait par rapport à l'idée de solidarité. Qu'en est-il des pays vraiment démunis, c'est-à-dire la moitié sud du globe ? Je ne crois pas que la France ait pris une position bien nette là-dessus. Il y a peut-être une ou deux idées de solidarité dans le plan général, mais à ma connaissance, et ceux qui savent peuvent peut-être me contredire, il n'y a pas notamment de fiche technique de solidarité internationale. Ce serait extrêmement intéressant. Qu'en est-il de la préférence nationale pour les biens de santé ? Aujourd'hui, c'est une question d'actualité que vous posez.

Achevé d'imprimer par Corlet, Imprimeur, S.A.
14110 Condé-sur-Noireau
N° d'Imprimeur : 108247 - Dépôt légal : mars 2008

Imprimé en France